Klaus Fußmann
Druckgrafik IV
1996–2000

Klaus Fußmann

Werkverzeichnis der Druckgrafik der Jahre 1996–2000, Band IV

7. Mai–29. Oktober 2000
Schleswig-Holsteinisches Landesmuseum
Kloster Cismar

Verlag Josef Peerlings

Grafik IV

Das druckgrafische Werk der Jahre 1996–2000

Mit einem Vorwort von Harwig Guratzsch.
Seite 6: Essay von Thomas Gädeke.
Seite 93: Klaus Fußmann, Versuch über druckgrafische Techniken.

Die Auflagen wurden gedruckt von:
Radierungen: Rüdiger Preisler, Berlin
Linolschnitte: Karl-Heinz Dörr, Essen (außer Nr. 378, 439, 441, 464: Armin Cichos, Frankfurt/Main)
Lithografien: Saal-Presse, 16775 Bergsdorf, Drucker Jürgen Zeidler und Angela Schröder
Proben und Andrucke von Klaus Fußmann. Die Lithografien und Linolschnitte entstanden in Zusammenarbeit mit den Druckern.
Bisher erschienen: Band I, Grafik 1954–1984 (Timm Gierig);
Band II, Grafik 1985–1991 (Peerlings);
Bank III, Grafik 1992–1996 (Peerlings).

Verlegt wurde Band IV anläßlich der Ausstellung im Schleswig-Holsteinischen Landesmuseum, Kloster Cismar, 7. 5.–29.10.2000
Verlag Josef Peerlings, Krefeld und Kampen auf Sylt, 2000

Gesamtherstellung: Goltze Druck, 37079 Göttingen
ISBN 3-922195-38-5

Fußmann IV

Man hätte glauben können und auch glauben müssen, daß mit Emil Nolde – beständig gelobt und geliebt – alle Facetten norddeutscher Ansicht mit begeisternden Farben »ausgetrunken« worden seien. Das Weite schenkende Land zwischen den beiden großen Meeren, mit seinen leuchtenden Blumen, den imposanten Kräften und Unheimlichkeiten des nicht endenwollenden Wassers, das so elementar schützende wie drohende Gefühle entwickelt, wurde in einer Weise von Nolde erfaßt, daß auf seine Bilder hin eingeübte Augen förmlich jene Land- und Seelandschaften vor Ort aufsuchen möchten, um wiederzusehen, was er gemalt hat. Dabei erscheinen die atmosphärisch aufgeladenen und dramatischen Schauschönheiten wie mögliche Wirklichkeiten, die jenseits von ihr stattfinden, – ausgelassen, offen und vollendet. Aber: Alles geht im geliebten Ästethischen auf.

Daß eine noch tiefer greifende Ambivalenz möglich ist, daß der Dissens zwischen Sehen, Empfinden und Umsetzen von noch größerer Spannung, spürbarerer Kritik, lohnenderer Freude und doch auch wie ein harmonisches Gesamterlebnis ausfallen könnte, beweist das graphische und malerische Werk Klaus Fußmanns. Es lebt von bestechender Farb- und Formensprache, es begeistert durch seine leidenschaftliche Intensität und es bezwingt mit einem nur in Norddeutschland so möglichen Charme. Auch der Natur abgelauscht, auch dem spezifisch aus Weite und Nähe zusammengesetzten norddeutschen Landschaftsorganismus anverwandelt, auch von unverblümter Direktheit, schonungsloser Offenheit und Grellheit, aber noch weiter ins Symbolische – zum Beispiel durch eine einzige Blüte, ein einziges Rapsfeld – getrieben, so als ob die ganze Wahrheit des Natureindrucks vor Augen steht. Bei Fußmann muß konstatiert werden, daß zwischen der elementaren Naturwirklichkeit und seiner Transponierung einerseits Welten liegen, andererseits berückende Glaubhaftigkeit seine Darstellungskraft ausmacht, mit der er das Gesehene authentisch vor Augen stellt.

Es ist der vierte Band und die vierte Ausstellung, die die Schleswig-Holsteinischen Landesmuseen dem graphischen Œuvre dieses großen Berliner Künstlers, der so sichtlich von den Augenerlebnissen der Geltinger Landschaft lebt, widmen: Die graphischen Werke zwischen 1997 und 2000. Wieder eignet sich in besonderer Weise Kloster Cismar für die Präsentation und wieder sind es die Sommerwochen, in denen das reiche Panorama seines Schaffens ausgebreitet wird. Daß dabei die graphische Sammlung des kunst- und kulturgeschichtlichen Landesmusems von Schloß Gottorf enorm bereichert wird und daß sich dort – dank generöser Zuwendungen des Künstlers – eine kontinuierliche Entwicklung seines graphischen Werks nachzeichnen läßt, danken wir ihm. Heinz Spielmann spricht im Vorwort des dritten Graphik-Œuvre-Bandes am Schluß seiner Einleitung die Fragen an: „Aber war Heiterkeit nicht immer eine Schwester der Melancholie?“ Beides so müssen wir im Blick auf die jüngste Entwicklung von Fußmann formulieren, wirkt in diesen Blättern. Und wenn man sich gerade des Einen sicher zu sein glaubt, erweitert das Andere den Tiefenhorizont. Das macht wesentlich die Spannung in seinen Blättern aus. Mit ihr nimmt er den Betrachter gefangen.

Herwig Guratzsch

Graphik eines Malers

Von einem Graphiker haben wir eine eigene Vorstellung. Er wird als Meister des Strichs geschätzt, den er uns auf Steine skizziert, in Holz-, Linol- oder Kupferplatten eingräbt, in die er gewöhnlich seine Zeichnung hineinätzt. Wir sprechen von „graphischer" Form oder Gestaltung und meinen stets eine präzis konturierte Zeichnung oder Flächengestaltung und denken an Künstler wie Janssen, Hrdlicka, Meckseper, Bremer, Kressel, Wunderlich, Werkmeister, Sartorius und viele andere, die uns vor allem als Graphiker kostbar sind und deren Malerei eine graphische Grundordnung sehen läßt. Die genannten Künstler sind uns, nur mit Ausnahme Wunderlichs, deshalb vor allem als Graphiker im Sinn, weil auch ihre Malerei von graphischer Genauigkeit in der Zeichnung ist und den Akzent nicht auf die Entfaltung des sogenannten „Malerischen" setzt.

Wohl ist das Setzen von Akzenten auch eher eine Sache der Zeichnung, wenn diese schon im Gegensatz zur Malerei gesehen wird. Das ist in der inzwischen großen, anscheinend nie abgeschlossenen Epoche, die wir die Moderne nennen, üblich geworden. Wölfflin brachte die Unterscheidung des „Linearen" vom „Malerischen" aus Erfahrungen an der Kunst seiner Gegenwart vom Beginn des 20. Jahrhunderts auf und übertrug diese Begriffe auf die Vergangenheit, der er mit dem Wiener Gelehrten Alois Riegl eine nahezu kontinuierliche Entwicklung vom Linearen (Haptischen) zum Malerischen (Optischen) anmerkte. So kann man in der modernen Kunst Picassos Werk als eher linear, dasjenige Corinths als eher malerisch beschreiben.

Klaus Fußmann hält sich an den Weg Corinths. Er ist ein malerischer Maler – und ebensolcher Graphiker. Es geht seiner Kunst um die Darstellung von Erscheinungen in der Natur, also deren großräumige Landschaften ebenso wie nahsichtige Blumen, Stilleben ebenso wie die Figur des Menschen. Man ist versucht, in der Epoche, die Abstraktion, Actionpainting, Tachismus und Informel aufkommen sah, vom Festhalten des Malers an diesen Sujets zu sprechen. Doch gehört gerade die Gebärde des Festhaltens nicht zu seiner Kunst, die vielmehr etwas Fließendes und die Dinge Umspielendes hat.

Oftmals werden die Gegenstände dieser Kunst von ihrer Schwere erleichtert und ins Transparenté gewendet. Man erlebt in den Blättern ein souveränes Balancieren zwischen Gegenständlichkeit und Abstraktion. Allerdings ist damit kein kunstvoller Hochseilakt ausgefeilter Artistik geleistet. Die Erscheinung der Elemente – bei einer Landschaft etwa Haus, Büsche/Bäume und die Ebene eines Rapsfeldes – wird geradezu eingeschmolzen und so sublimiert, daß sie noch eben vor dem Verschwimmen und ineinander Verrinnen gezeigt wird. In dem Prozeß dieser Umschmelzung sind sich die Elemente ganz nahe gekommen und senden ein gemeinsames, intensives Leuchten aus.

Es entsteht in der Handwerklichkeit der künstlerischen Umsetzung so etwas wie ein Klangteppich aus der Überlappung und Vernetzung lasierender Farbschichten. Klaus Fußmann malt Bilder von stattlichem Format. Die großzügig in der Geste des Malers hingestrichenen Farben bleiben in den Farblithographien und gelegentlich auch in den Aquatinten als dünnflüssige Tuschen erkennbar. Eine ganz eigene, umrißdominierte Form erhalten die mit pastoser Farbe in teilweise dicken Schichten gedruckten Linolschnitte.

Das bevorzugte graphische Medium ist für Klaus Fußmann die Radierung. Aus dem oben Ausgeführten geht schon hervor, daß die rein malerischen Interessen des Künstlers ihn weniger die Strichätzung als die farbige Aquatintaradierung bevorzugen lassen. Auch die wenigen Blätter, die reine Strichätzungen sind und ohne die flächenätzende Aquatinta auskommen, sind als malerisch zu charakterisieren. Stets bietet der Maler darin eine Fülle von Strichen auf, die die Umrisse seiner Zeichnung atmosphärisch bereichern. Im Fall der Zeichnung römischer Baudenkmäler nutzt er eine andere Möglichkeit. Er legt eine klar gegliederte Raumordnung an, in der er die Erinnerung an Kuppelarchitekturen von höchster Festigkeit mit fragilem, schütterem Strich setzt.

Die Betonung des Malerischen soll nicht darüber hinwegtäuschen, daß in den farbigen Aquatinten ein fester Aufbau regiert. Dieser macht im Zusammenspiel mit dem vollkommenen farbigen Schmelz Rang und Reiz der Blätter aus. Gelegentlich geben uns die hier ausgebreiteten Zustände im Vergleich mit der Endfassung dazu genauere Hinweise. So finden wir in dem Blatt der Angeliter Landschaft „Weizenfelder bei Goldhöft“ (Abb. 432) mit Haus und dem durch einen Wegessaum zweigeteilten Kornfeld in der Grundanlage eine klare horizontale Dreiteilung der Fläche: Himmel, Feld I, Feld II, welche Zonen durch den schräg angeschnittenen Bewuchs im Vordergrund, den von der Baumgruppe links ausgehenden Weg und den Bereich der Bäume am Horizont mit darin eingebettetem Gehöft unterteilt werden. Zwar wird vertikale Spannung in dem Blatt schon in der Grundanlage des Zustandsdrucks durch eine steigernde Farbenordnung angelegt, aber es tritt auch die Zeichnung klärend hinzu. Die sich kreuzförmig ausreckende Wolke und die dunkle Baumgruppe am Bildrand leisten diese Verspannung. Aufschlußreich ist, daß der Maler für die Endfassung neben der geballten Masse der Bäume zwei dünne Spuren in die Höhe führt und so das Gerüst seines Bildaufbaus meisterlich vollendet.

Das gerüstgebende Element der Zeichnung verschwindet nie, aber Fußmann stellt es immer wieder auf waghalsige Weise infrage. So gibt er das ungewöhnliche Detail der Nahsicht eines Backsteingiebels, über dem sich Zweige wie Arme in erregter Gebärde vor einem nächtlichen Himmel abzeichnen. In der schemenhaften und unwirklichen Erscheinung wird der Gegensatz zwischen der regelmäßigen Anordnung des Mauerwerks und dem knorrigen Wuchs des Baumes so ausgemalt, daß daraus wieder eine Annäherung wird (Abb. 461).

Mit Vorliebe aber schafft er eine eigene Domäne seiner Kunst in der Darstellung von Blumen, sei es als einzelne Blüten, sei es im Zusammenhang eines Gartens. Mit der Aquatinta kann er den geisterhaften Tanz einer Margeritengruppe schildern, als würden diese Blumen sich im Mondlicht entfalten und diesem sich mit vitaler Lebenskraft entgegenrecken (Abb. 386). Die Suggestivkraft prangender Blüten vermag er in der Nahsicht eindrucksvoll zu schildern. Da sind es die Mohnblüten, die wie Augen unterschiedlichen Ausdrucks aus dem lebendig nuancierten Rot der Blütenblätter schauen und in der Nachbarschaft mit den violetten Glockenblüten des Fingerhuts sich zu einer Gruppe von heimeliger Bedrängnis formieren. Physiognomisch erscheinen die Blüten seiner Blumen immer wieder, mag man sie nun dämonisch oder heiter erleben, wie es die übereinander getürmten Blüten des Rittersporn zeigen, die von geradezu übermütigem Ausdruck sind.

Gibt die Technik der farbigen Radierung, die die Kombination von Strich- und Flächenätzung erlaubt, dem Maler in idealer Weise die handwerkliche Möglichkeit, sein Gerüst der Zeichnung in die malerische Überformung einzubinden, so bedingen die graphischen Techniken des Linolschnitts und der Lithographie Ergebnisse von anderem Schwerpunkt.

Klaus Fußmann hat den Linolschnitt nahe an die Primamalerei herangeführt. Die von ihm bevorzugte pastose Druckfarbe schafft eine haptische Reliefstruktur bei starker Farbigkeit, die der Gouachemalerei nahesteht. Die seiner Kunst wichtigen Zwischentöne müssen durch Anmischen entstehen und nebeneinander gesetzt werden. Damit sind die Übergänge härter als bei der Aquatinta oder bei der Lithographie. Das gibt diesen Blättern, vor allem in der häufigen Kombination mit unvermischten Farben, eine starke und klare Struktur von oftmals plakathafter Kraft.

Die Landschaftsdarstellung der „Straße bei Pommerby" (Abb. 423) macht dies exemplarisch deutlich. Die Bildfläche ist durch die Doppelreihe der hellen Birkenstämme und deren Schatten ausgespannt, die nicht einfach rechtwinklig gesetzt sind, sondern in Schwung und Gegenschwung mit der Biegung der Straße dem Blatt Spannkraft und Elastizität geben. Die Wipfel der Bäume, unter deren Tunnel das Haus als Zielort erblickt wird, verschmelzen an einer Stelle. Die so entstandene Fläche eines gemeinsamen bildüberspannenden Wipfels wird vom Maler zur Untergliederung in ein unregelmäßiges Netz von Flächen benutzt, die hier alleine vier Grüns und ein Blau kombinieren.

Die geschilderten technischen Möglichkeiten des Linolschnitts werden in der Darstellung von Landschaften mit dominierenden Flächen wie Raps- oder Weizenfeldern, Wasser- oder Himmelsblau genutzt, wenn nicht in der Darstellung von Blumengärten gerade eine Vielfalt im kleinteiligen Nebeneinander der Pflanzen und Blüten in stark kontrastierenden Farben gesucht wird.

Die Motive sind auch in der dritten verwendeten graphischen Technik, zahlenmäßig der kleinsten, der farbigen Lithographie, dieselben. Es ist im Vergleich erstaunlich, wie der Maler in der Lithographie seine Motive in einer ganz eigenen, verhangenen Stimmung bringt. Er nutzt hier besonders die Möglichkeit, auf dem Stein zu malen. Die dünnflüssige Farbe wird wie in der Lasurtechnik von Ölmalerei oder Aquarell übereinander gedruckt und so zu einer farbig differenzierten Vielgestalt. Besonders die Landschaften, aber auch die Blumen profitieren davon, daß übereinander gedruckte Farben immer wieder Bereiche aussparen, in denen die membranhaft-dünne Farbe rein und verhalten leuchtet. Das gibt, etwa in den Rapslandschaften, eine starke Note vom feuchten Wetter des Nordens, die in den pastosen Linolschnitten so nicht zu vermitteln ist.

Überblickt man die hier versammelten Graphiken Fußmanns insgesamt, wird klar, daß hier abermals ein Lied auf das Land Schleswig-Holstein gesungen wurde. Dem Maler ist Schleswig-Holstein zur Wahlheimat geworden. Daß der Maler in seinem Gesang noch souveräner, noch großzügiger – noch mehr Maler wurde – in einem Bereich, der doch ganz und gar Graphik ist, und ihm als Maler eigentlich fremd ist, ist auch dieser Landschaft zu verdanken.

Thomas Gädeke

Katalog

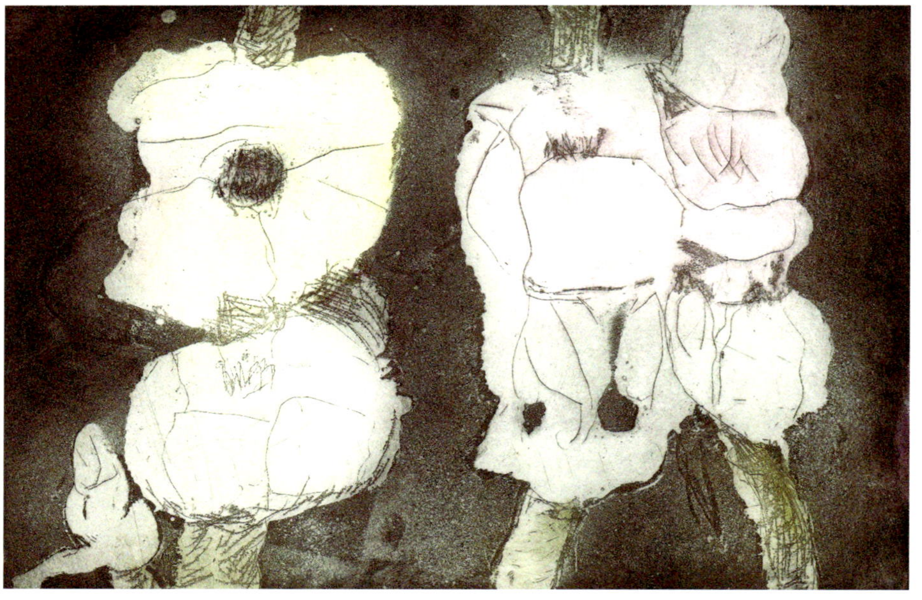

377

377 Apfelblüten
Radierung, 1996
22,9 x 35 auf 32 x 42 cm
Auflage 40, e.a. 3

378 Beveroe
Linolschnitt, 1996
15,3 x 21 auf 19 x 22,3 cm
Auflage 200, e.a. 15
14 Andrucke

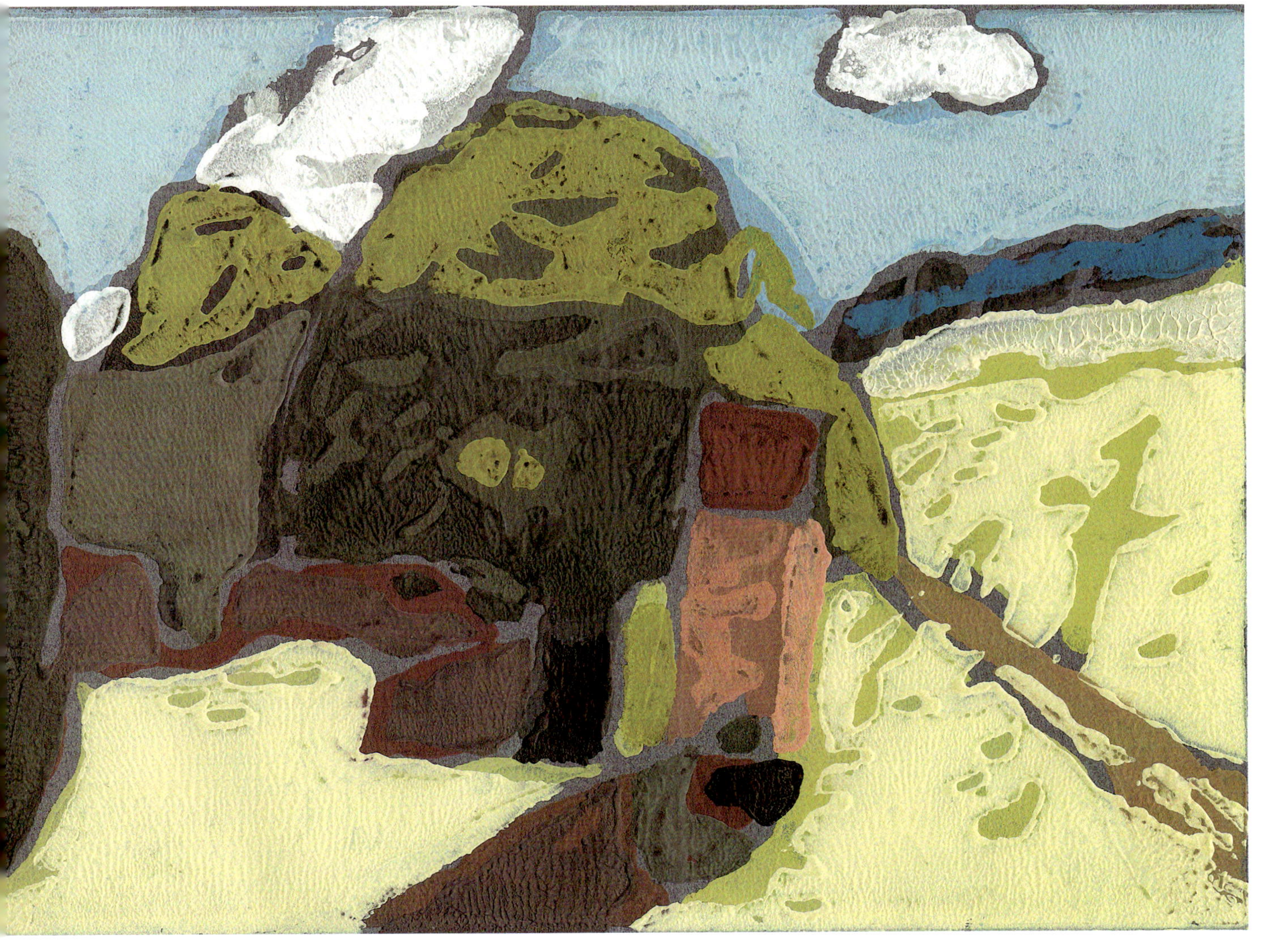

378

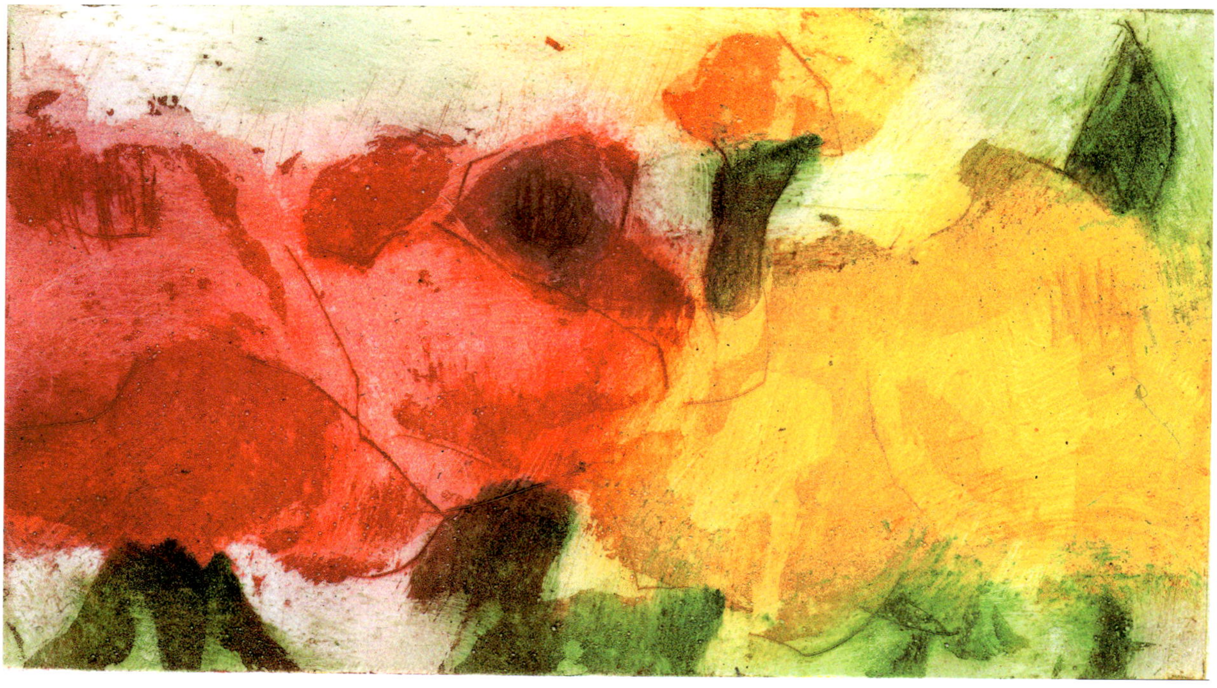

379

379 Rosen (gelb/rot)
Radierung (Aquatinta und Kaltnadel), 1997
9 x 17 auf 14 x 20 xm
Auflage 180, e.a. 12
10 Proben

380 Frühjahr bei Steinbergkirche
Linolschnitt, 1996
17,2 x 24 auf 20 x 27,2 cm
Auflage 200, e.a. 18
10 Andrucke

380a Probe von einer Platte

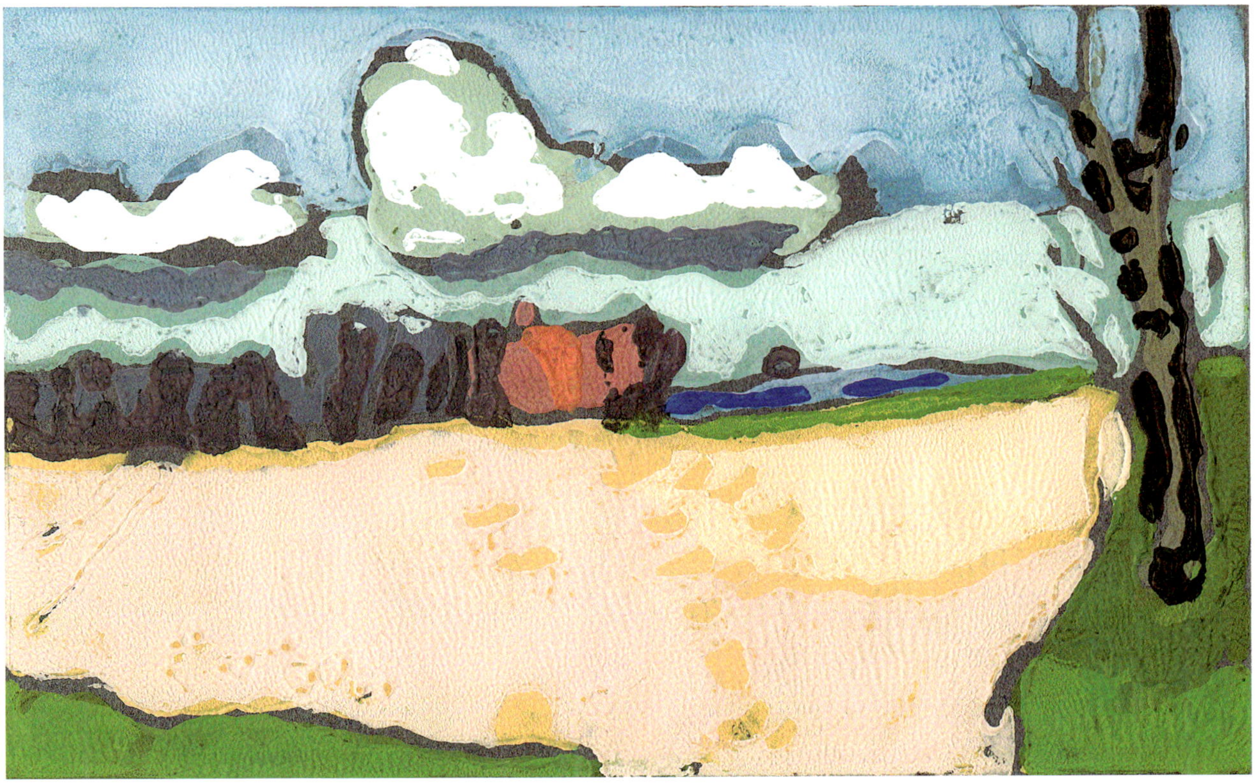

380

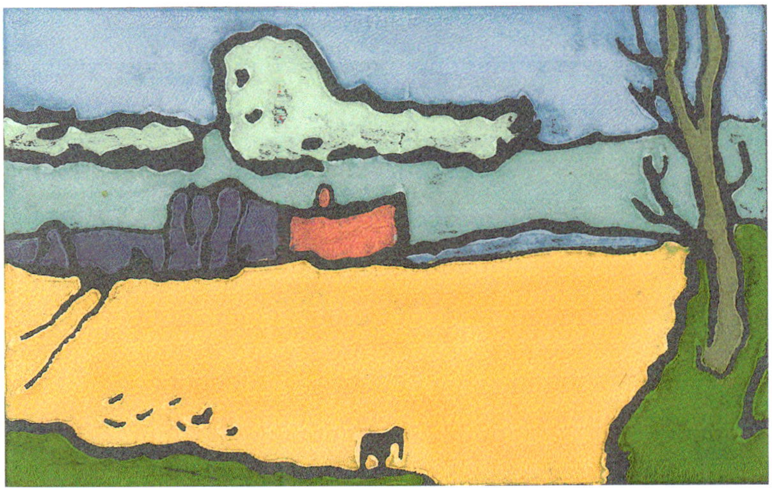

380a

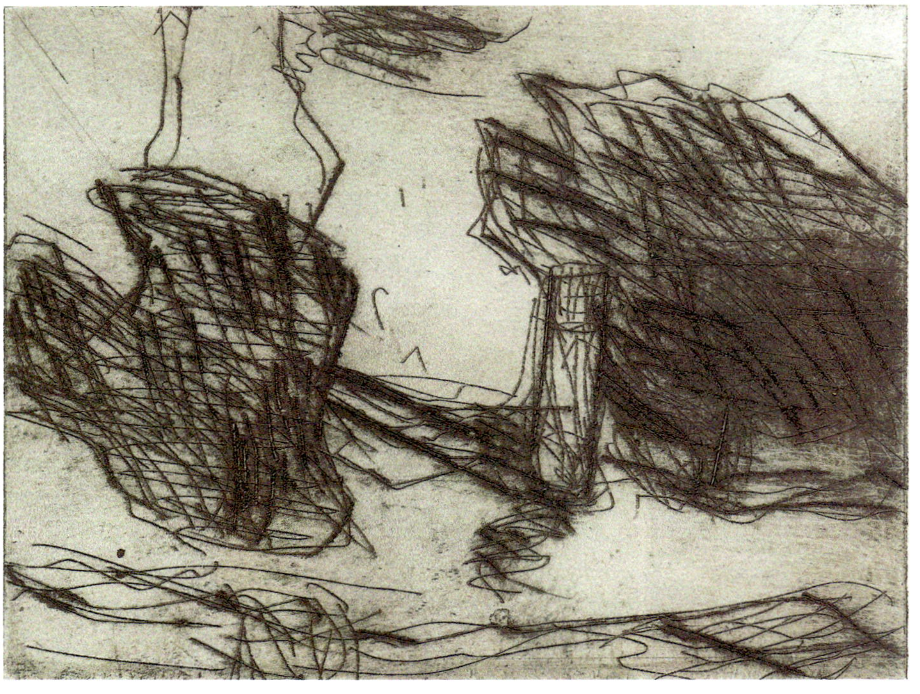

381

381 Beveroe
Radierung (Kaltnadel), 1997
9,5 x 12,5 auf 16 x 17 cm
Auflage 80, e.a. 8
4 Andrucke

382 Garten mit Mohn, Frauenmantel, Storchschnabel, Iris und Rittersporn
Linolschnitt, 1997
50,5 x 42 auf 60 x 48 cm
Auflage 95, e.a. 14
13 Andrucke

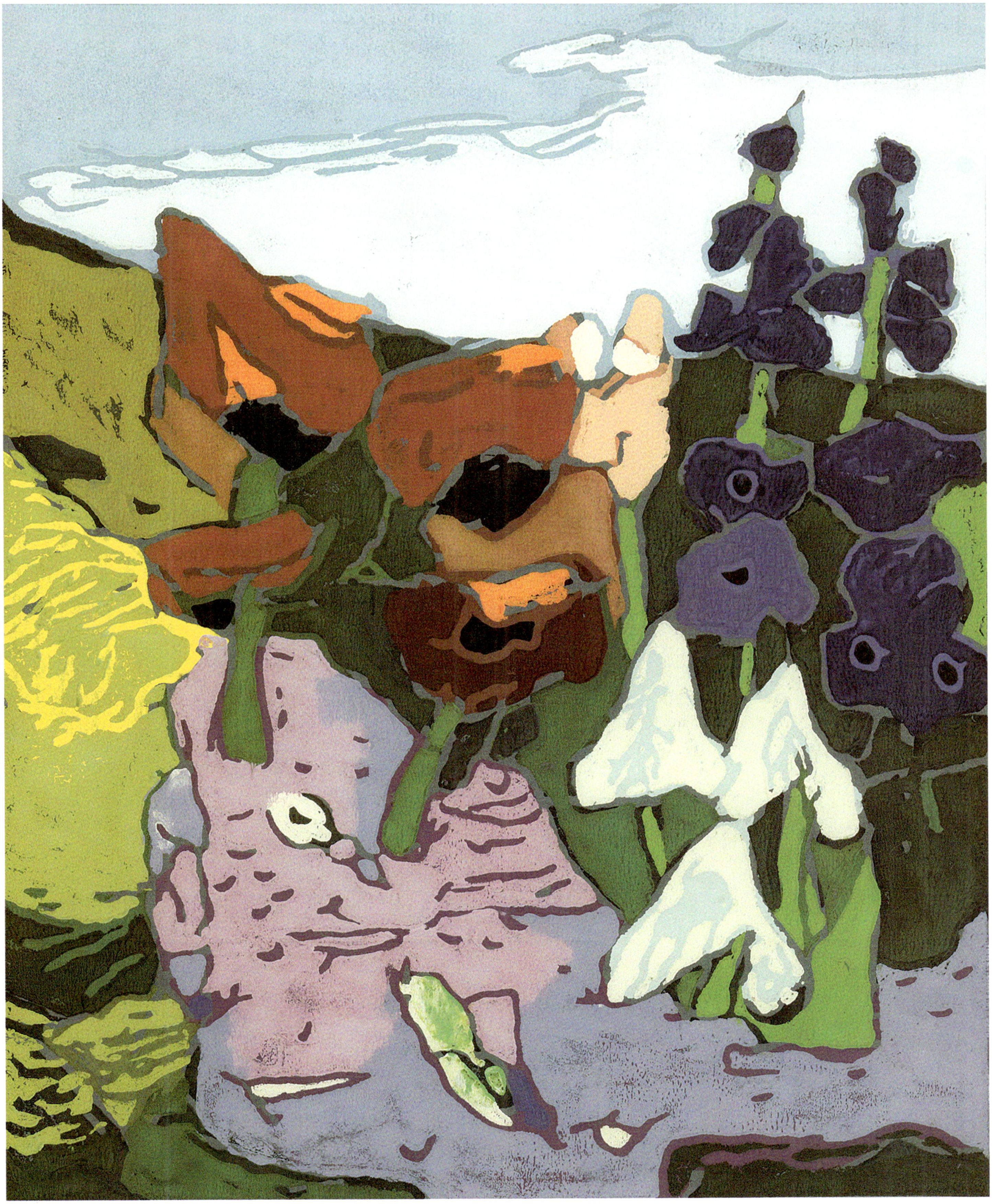

382

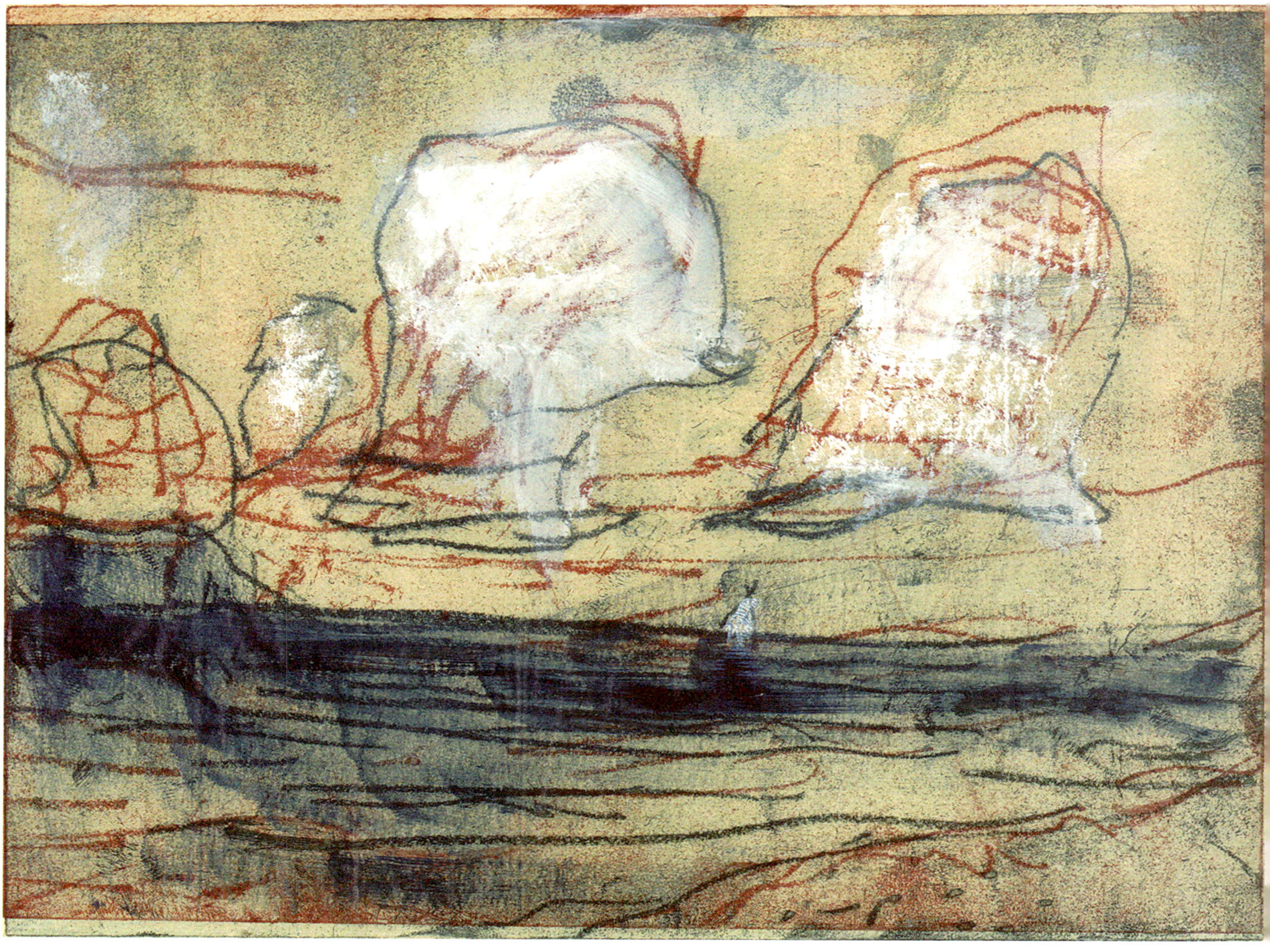

383

383 Ostsee bei Kronsgaard
Radierung (Vernis Mou), 1997
15 x 21,5 auf 22 x 31 cm
Auflage 80, e.a. 14
15 Proben
Abb.: Probe mit weißer Übermalung

383a Probe von einer Platte

384 Australische Felsmalerei (Ayers Rock)
Radierung (Aquatinta), 1997
9,5 x 14,5 auf 13 x 21 cm
Auflage 80, e.a. 10
5 Proben

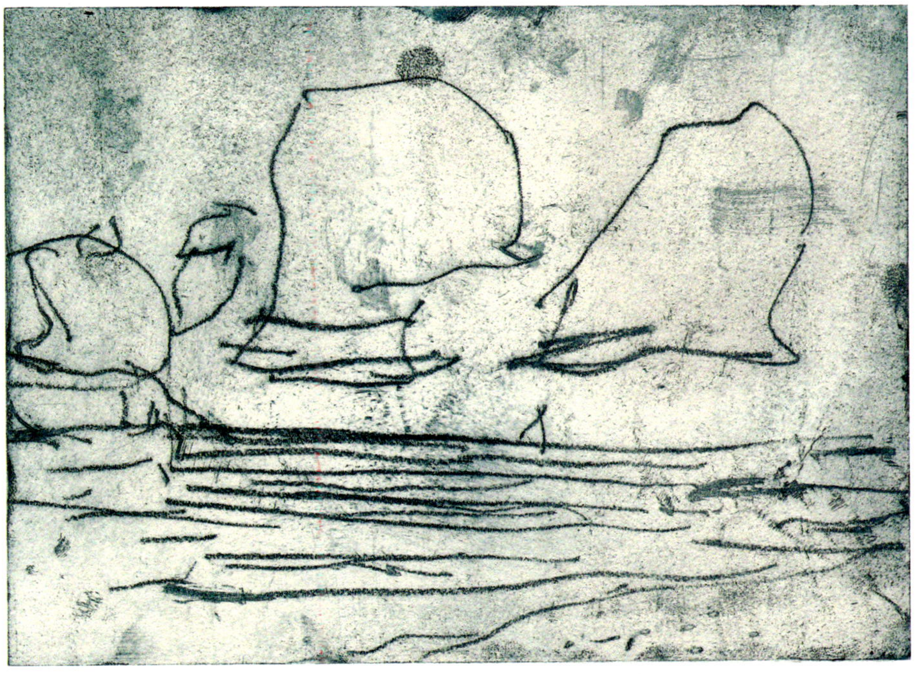

383a

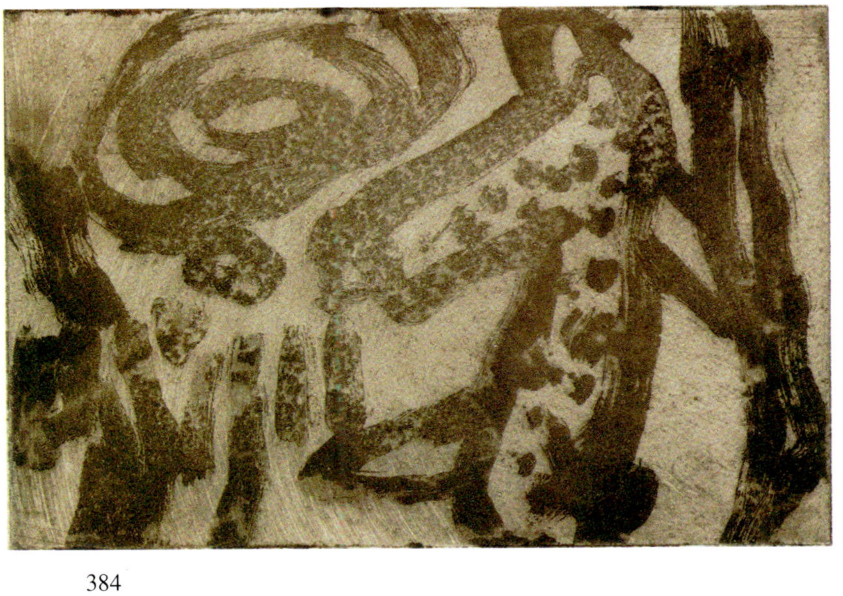

384

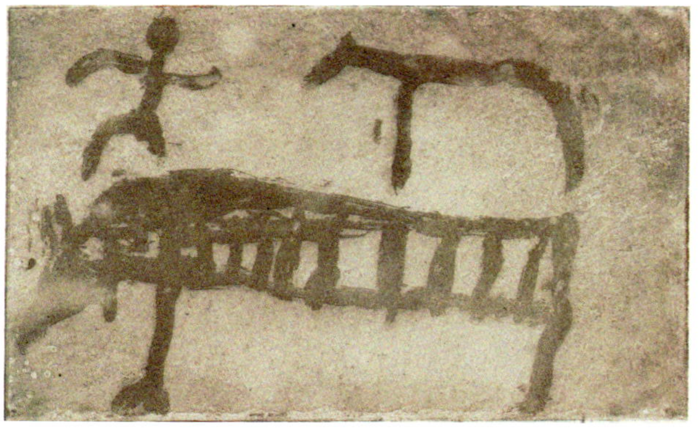

385a

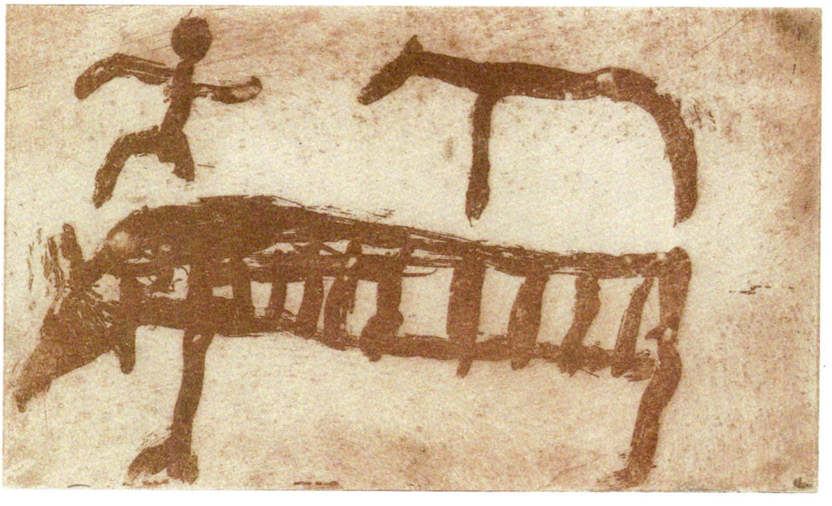

385

385 Rentier und Mensch (Norwegen, Alta)
Radierung (Aquatinta), 1997
9,5 x 15,5 auf 15 x 21,5 cm
Auflage 80, e.a. 14
3 Proben

385a Probe

386 Margeriten
Radierung (Aquatinta), 1998
42 x 47 auf 53 x 56 cm
Auflage 95, e.a. 18
18 Andrucke

386a Probe

386b 1. Probe in schwarz und mit einer
Platte

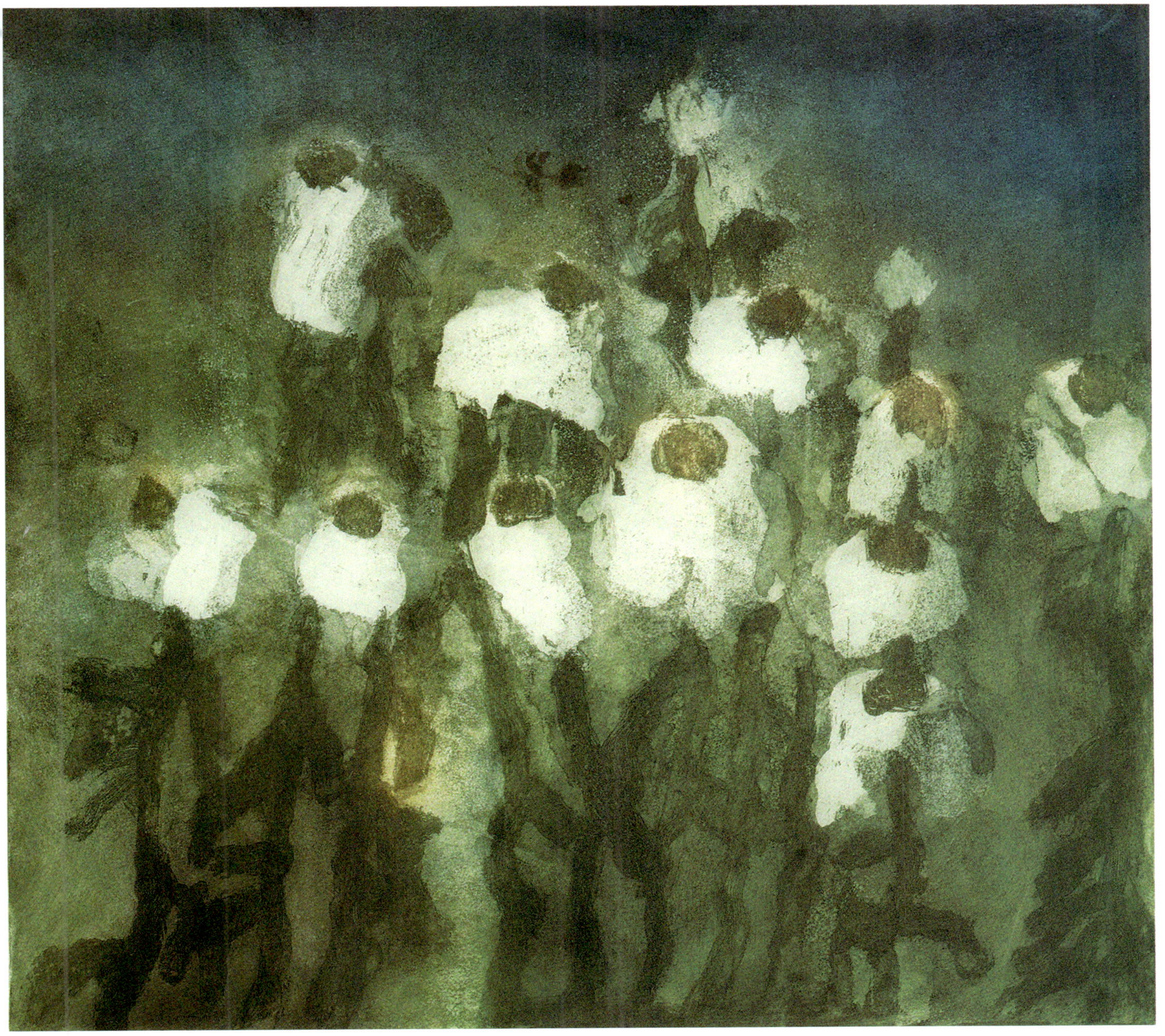

386

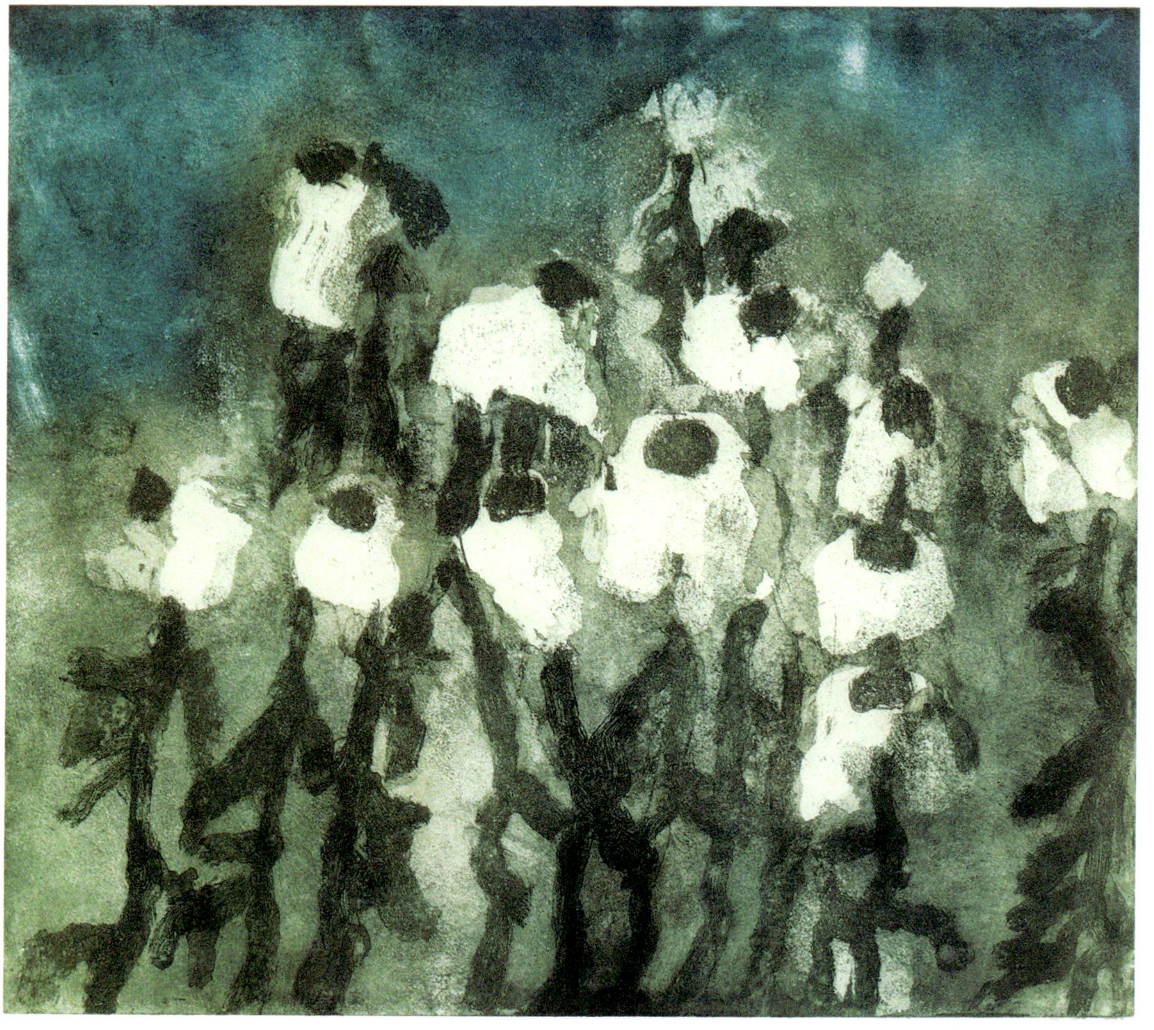

386a

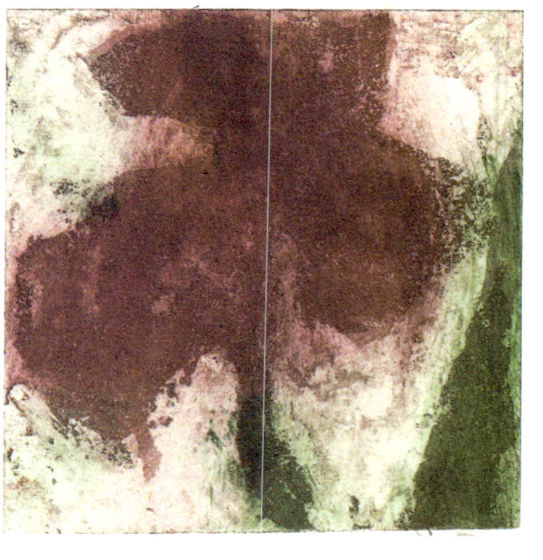

387a

387 Iris
Radierung (Aquatinta und Kaltnadel), 1998
9 x 9 auf 15 x 16 cm
Auflage 200, e.a. 20
18 Proben

387a Probe, ohne Kaltnadel

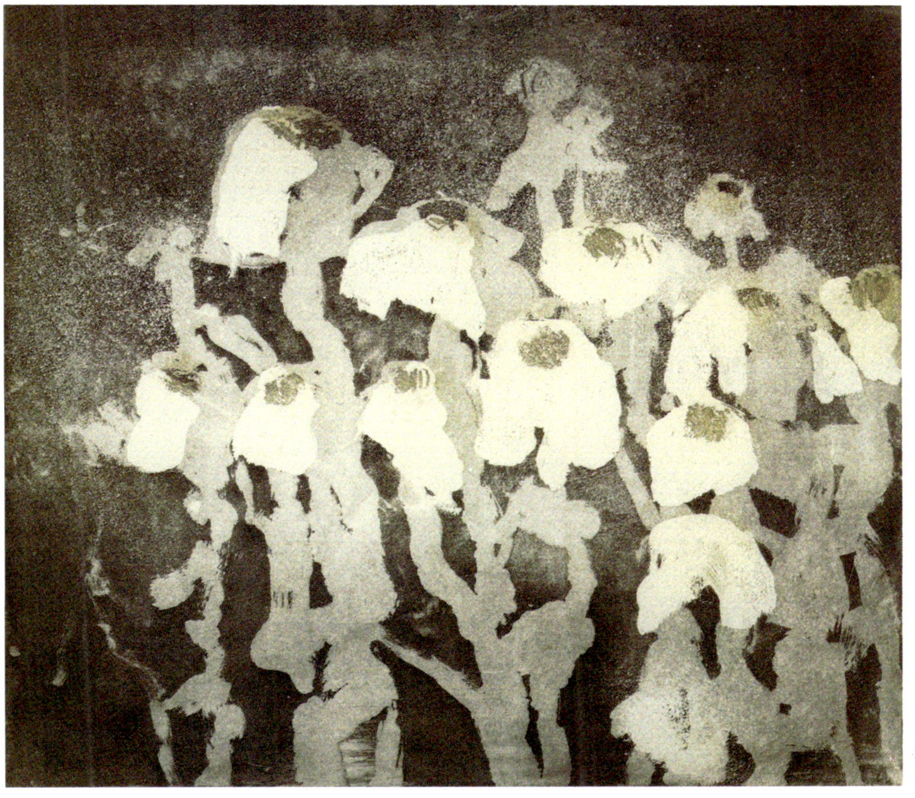

386b

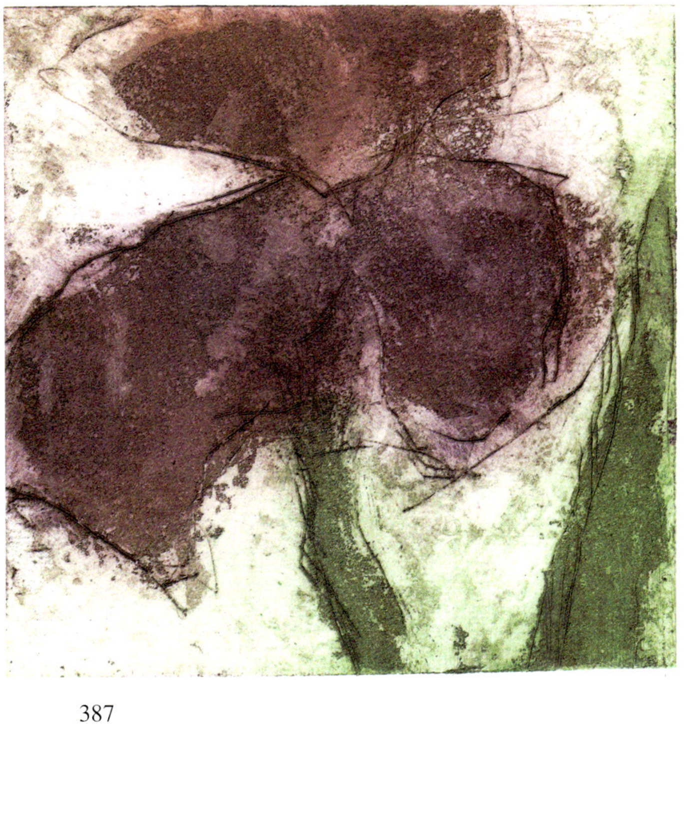

387

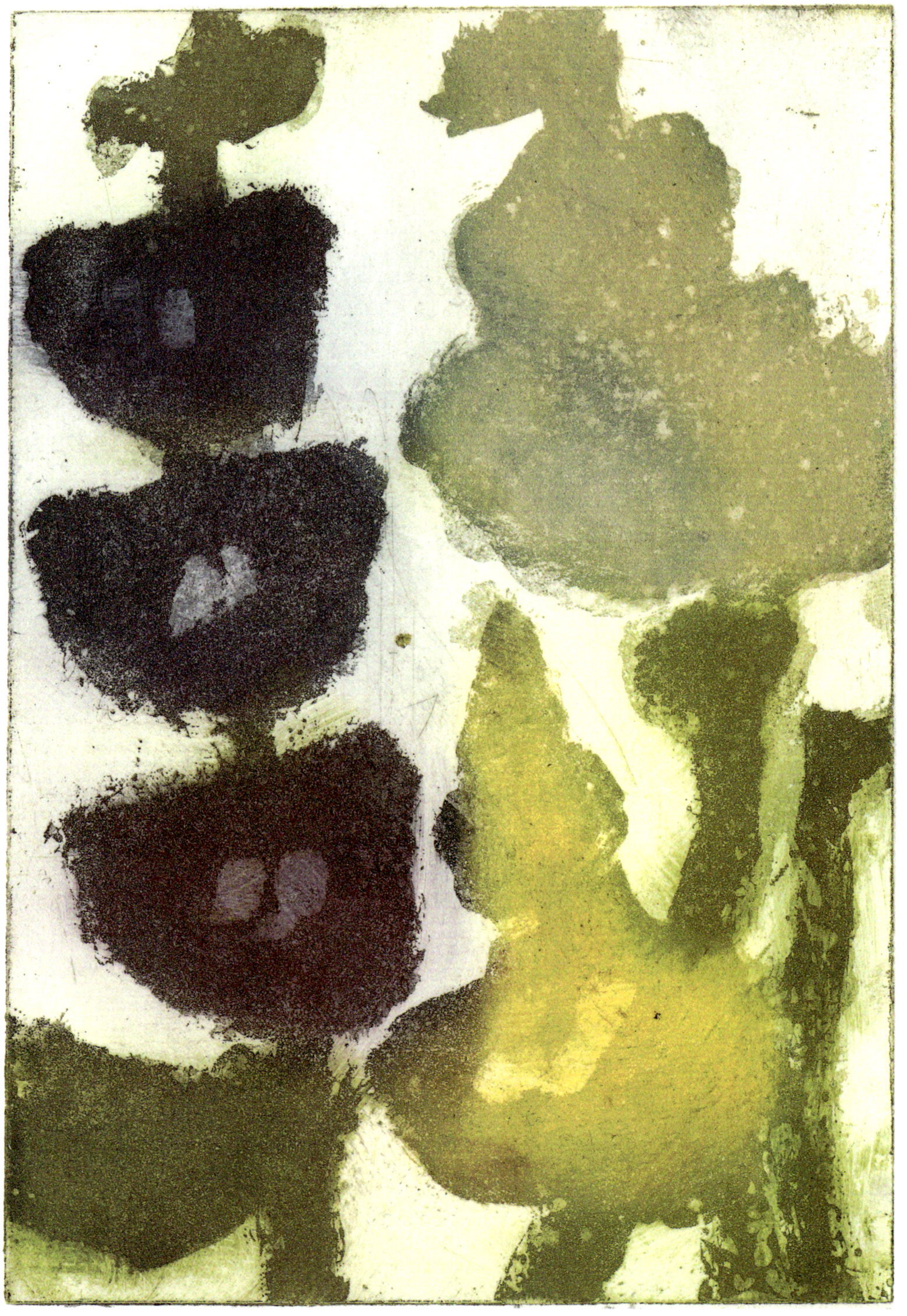

388

388 Rittersporn, Astilbe und Mohn
Radierung (Aquatinta), 1996
19 x 13 auf 24 x 17 cm
Auflage 200, e.a. 20
12 Proben
Abgebildet ist eine Probe
Vorzugsausgabe für „Klaus Fußmann
auf Schloß Gottorf", 1997

389 Großziethen
Radierung (Kaltnadel), 1997
9,3 x 13,4 auf 16 x 18 cm
Auflage 80, e.a. 4
3 Proben

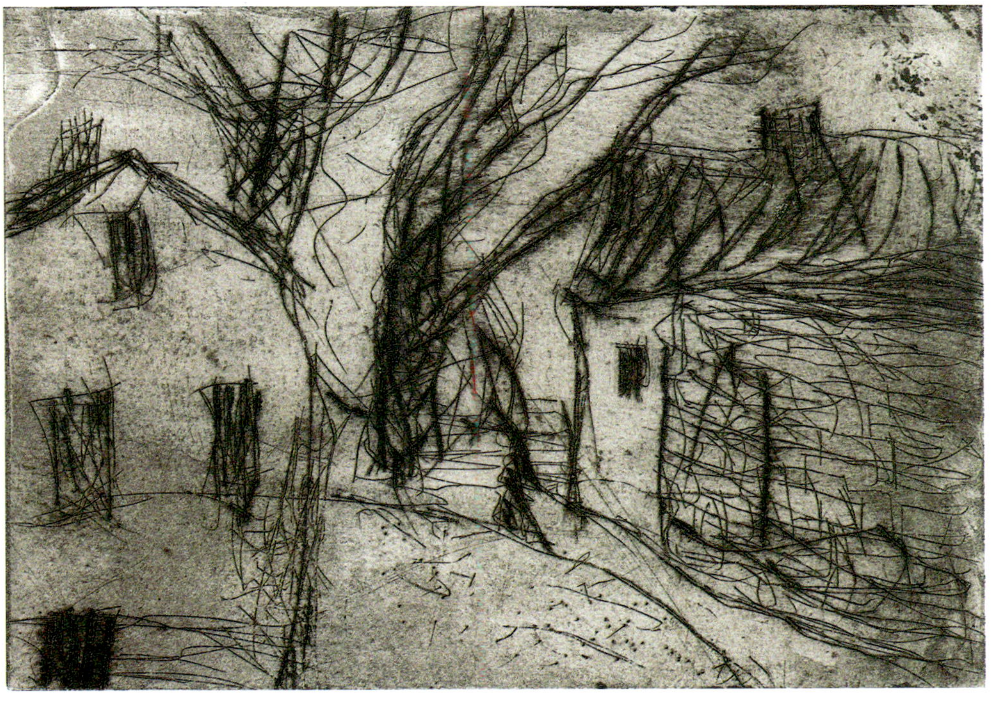

389

390 Osterglocke und Vergißmeinnicht
Radierung (Aquatinta), 1998
8,5 x 18 auf 17 x 23 cm
Auflage 180, e.a. 13
4 Proben

391 Narzissen, Osterglocken und
Kaiserkrone
Linolschnitt, 1998
42 x 55,5 auf 50 x 61 cm
Auflage 95, e.a. 12
15 Andrucke

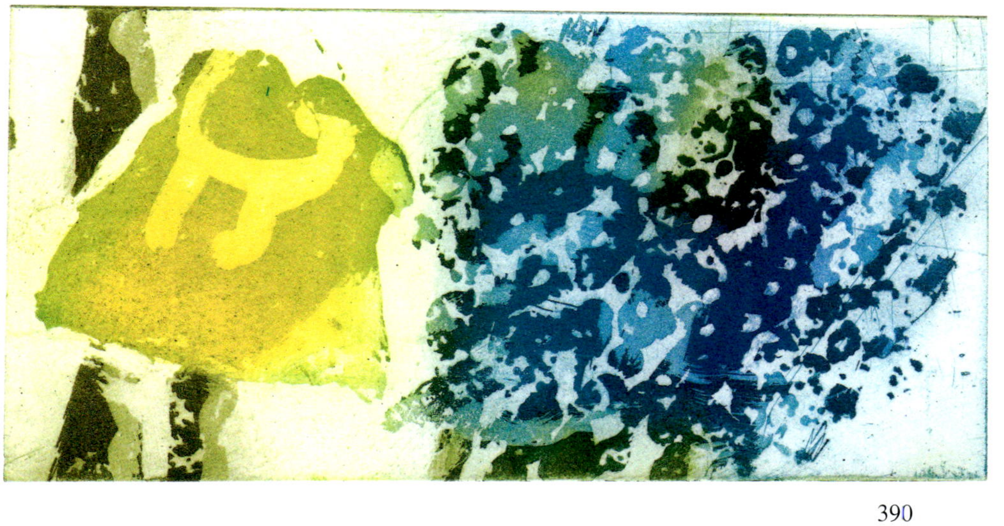

390

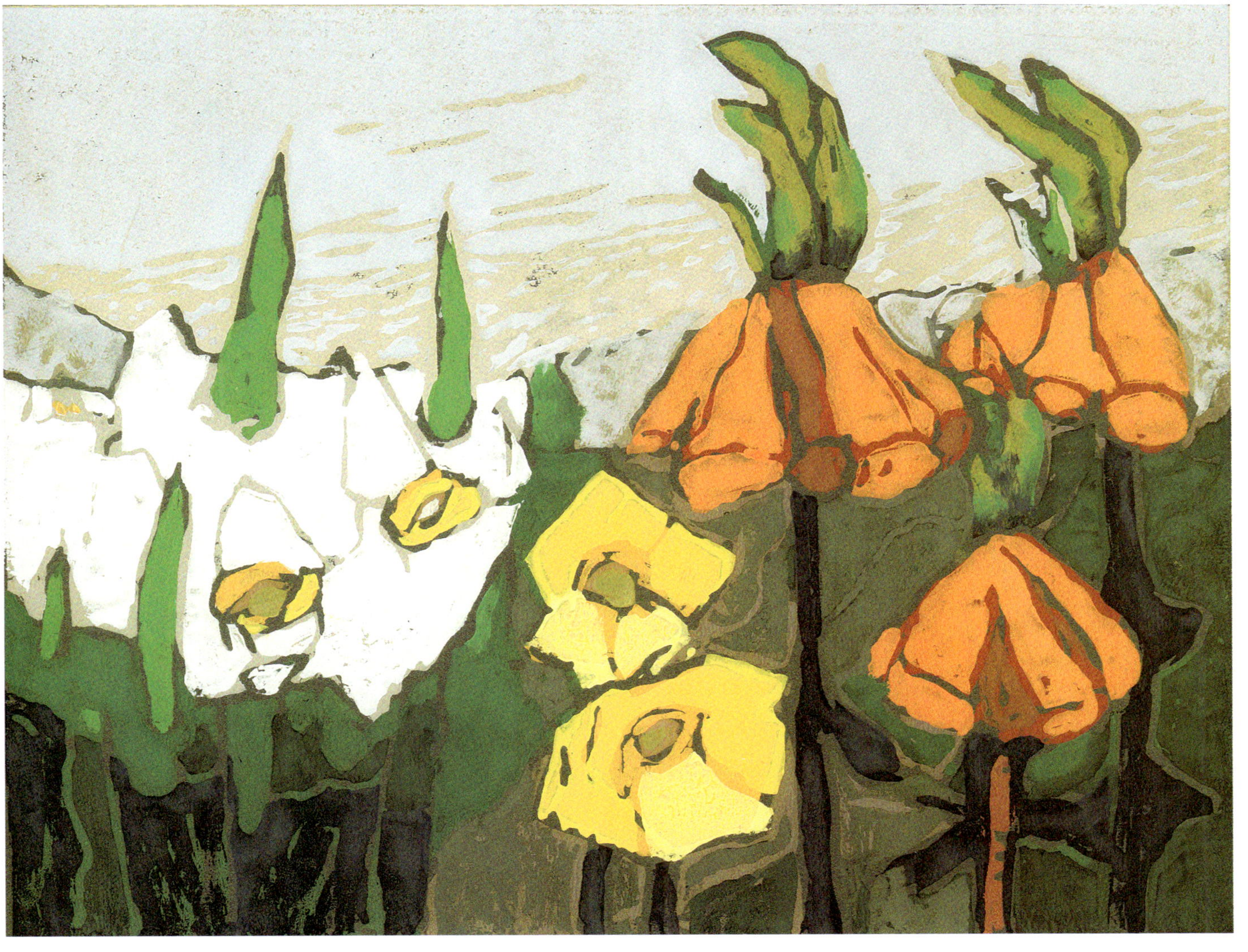

391

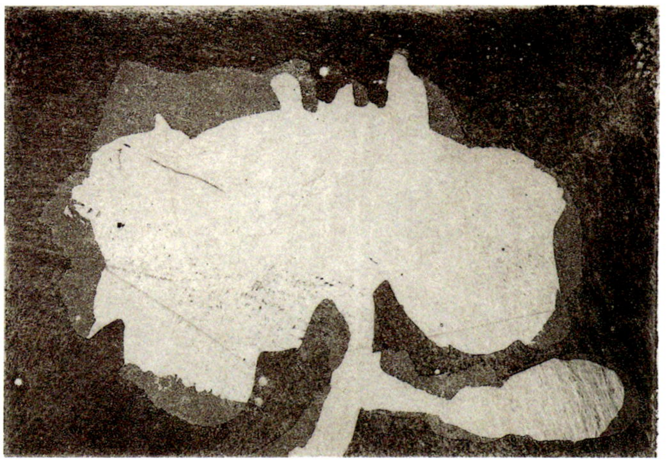

392a

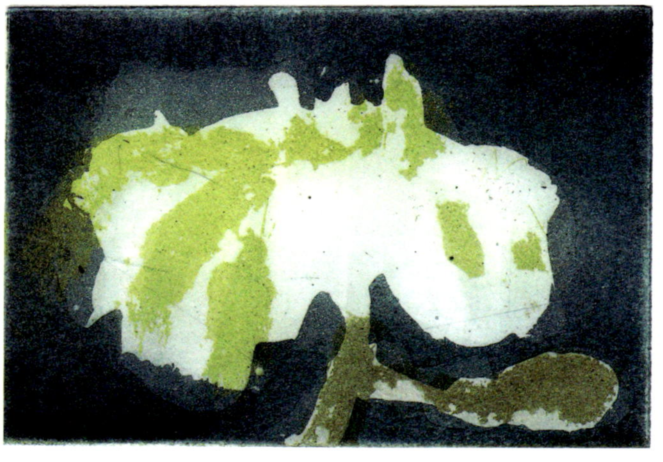

392

392 Dahlie
Radierung (Aquatinta), 1997
5,8 x 8,7 auf 14,5 x 15,5 cm
Auflage 200, e.a. 15
3 Proben

392a Probe, eine Platte

393 Raps bei Pinky
Linolschnitt, 1997
42,5 x 53,5 auf 48 x 58 cm
Auflage 95, e.a. 17
12 Andrucke

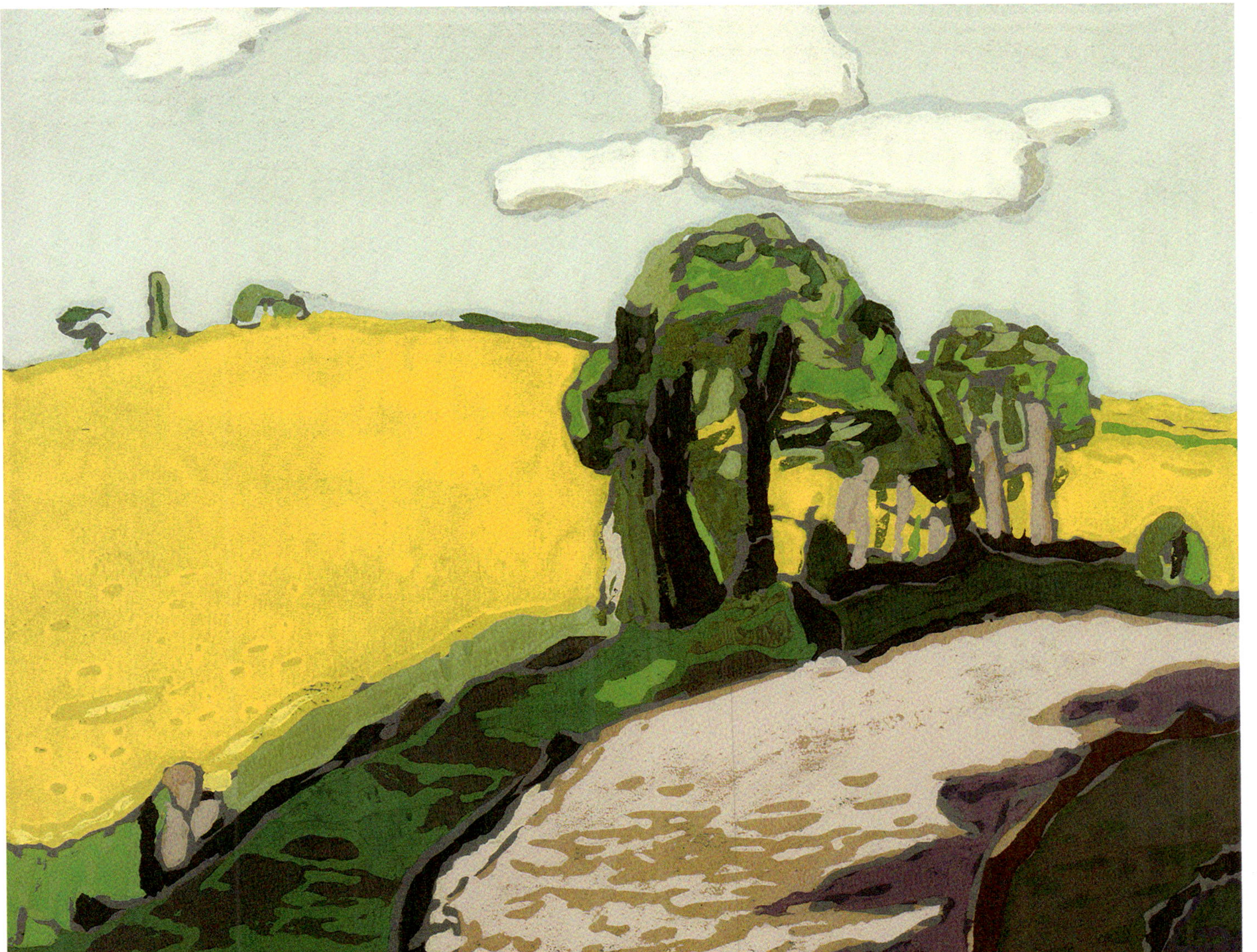

393

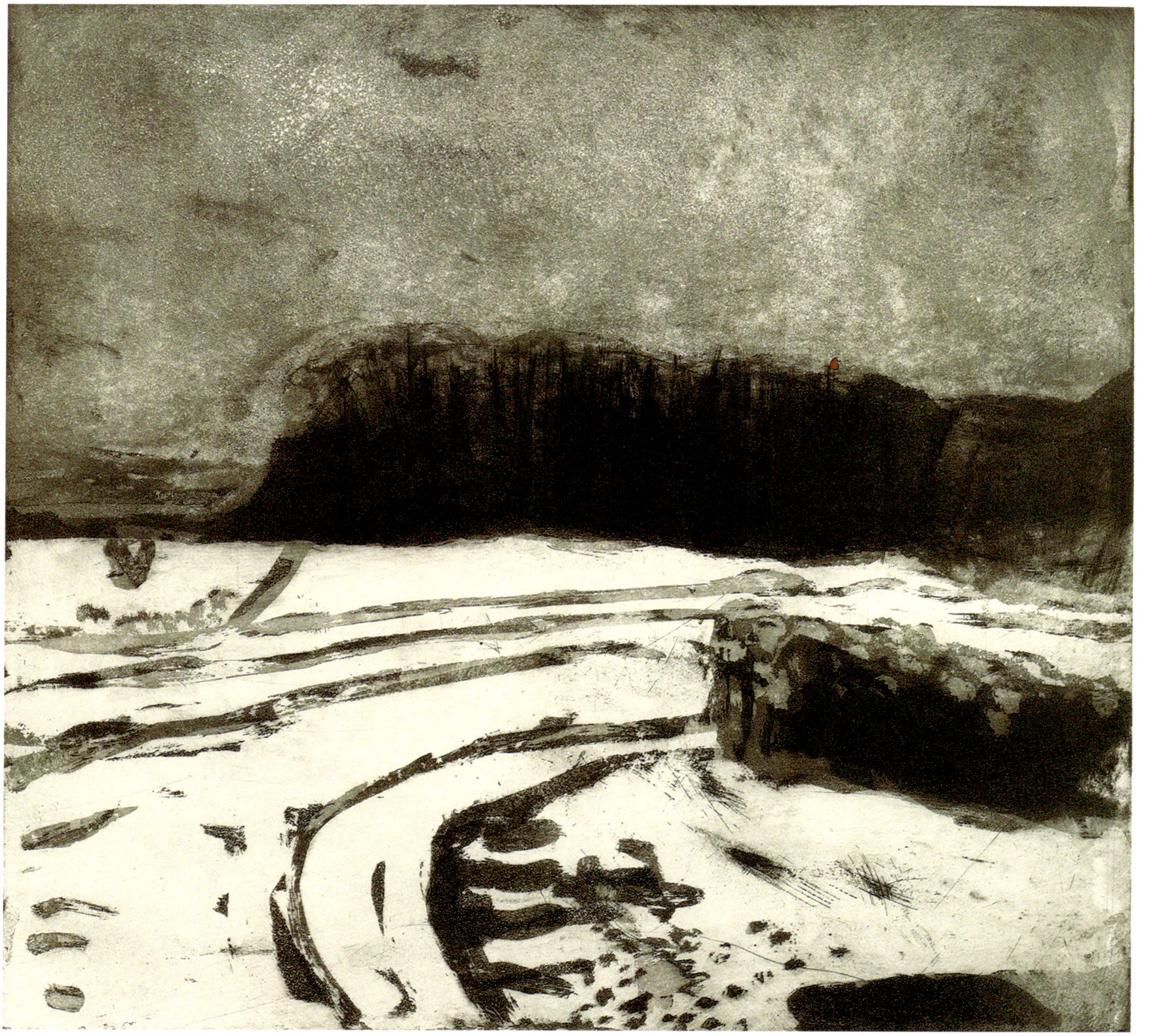

394

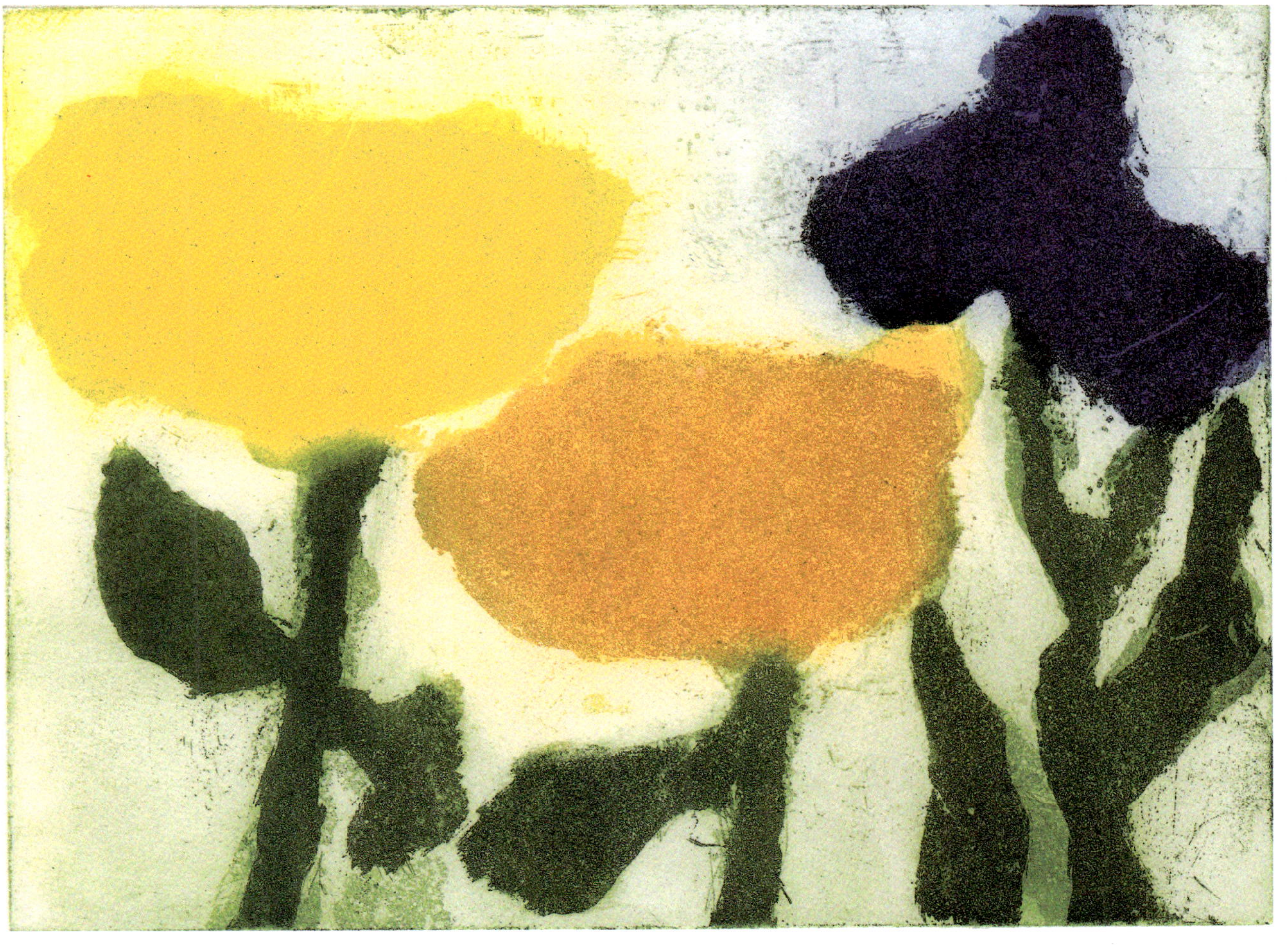

395

394 Alter Schnee bei Düstnishy
Radierung (Aquatinta und
Kaltnadel), 1998
43 x 47 auf 49 x 55 cm
Auflage 40 e.a. 6
4 Andrucke

395 Mohn und Iris
Radierung (Aquatinta), 1997
16,5 x 22,5 auf 22,5 x 28 cm
Auflage 150, e.a. 18
14 Proben

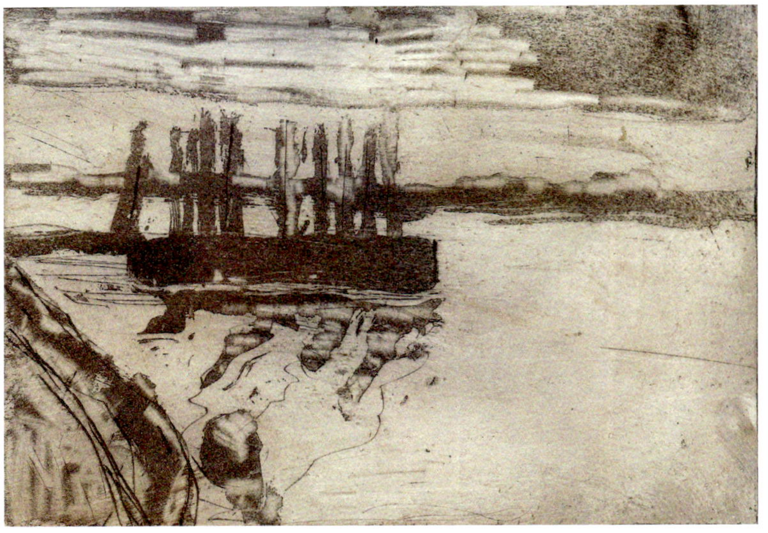

396a

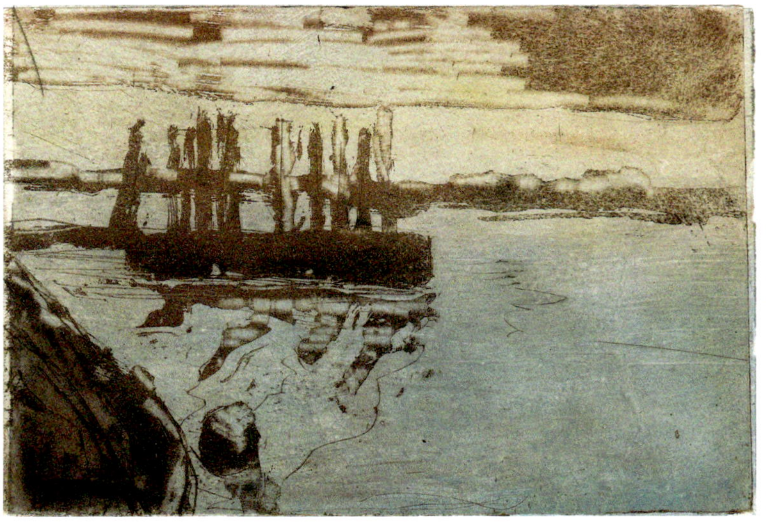

396

396 Wackerballig
Radierung (Aquatinta und Kaltnadel), 1998
13 x 18,5 auf 19 x 24 cm
Auflage 80, e.a. 10
3 Proben

396a Gedruckt von einer Platte
Auflage 30, e.a. 2

397 Weizen vor Ostsee, Kronsgaard
Linolschnitt, 1997
42,5 x 55,5 auf 49 x 59,5 cm
Auflage 95, e.a. 14
12 Andrucke

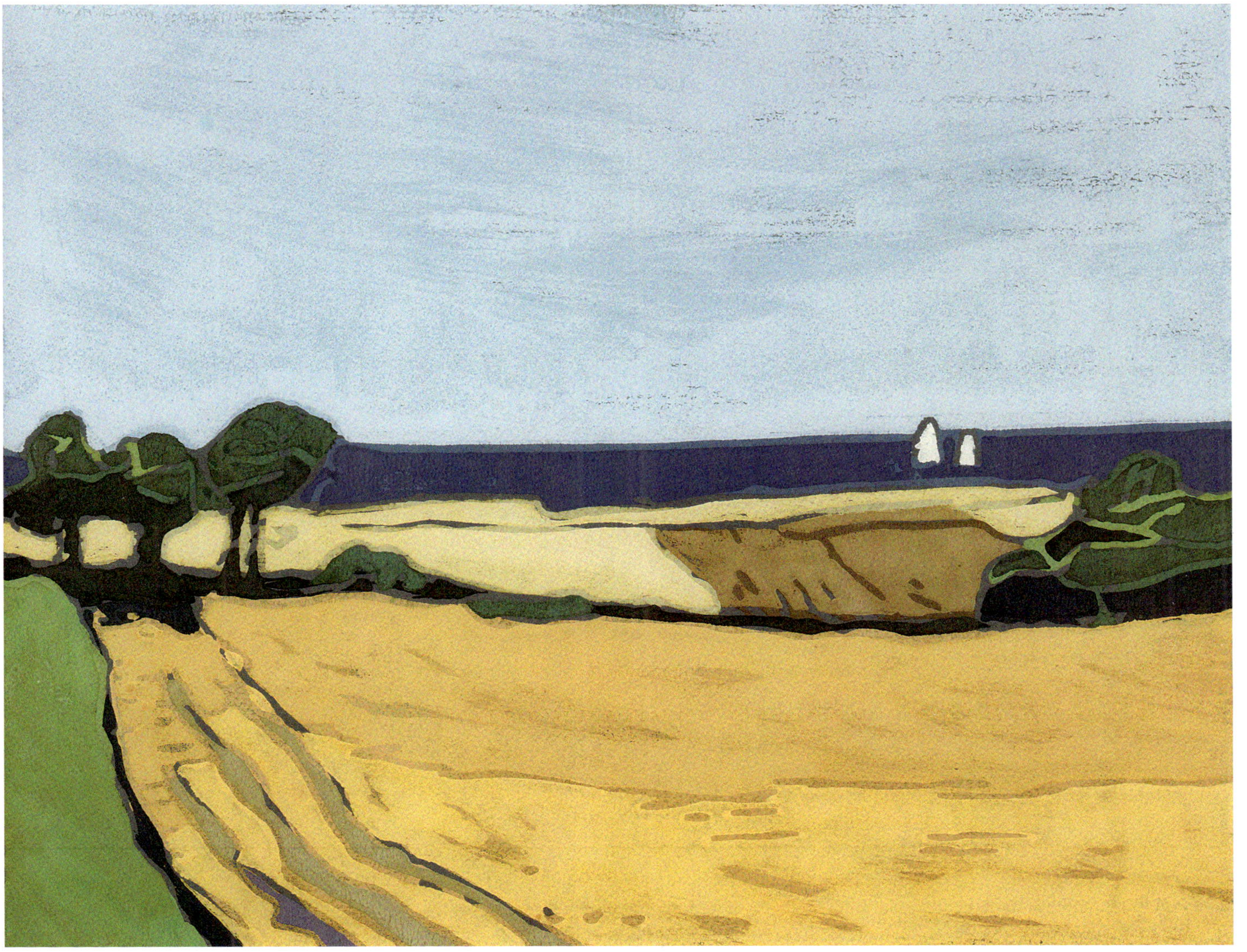

397

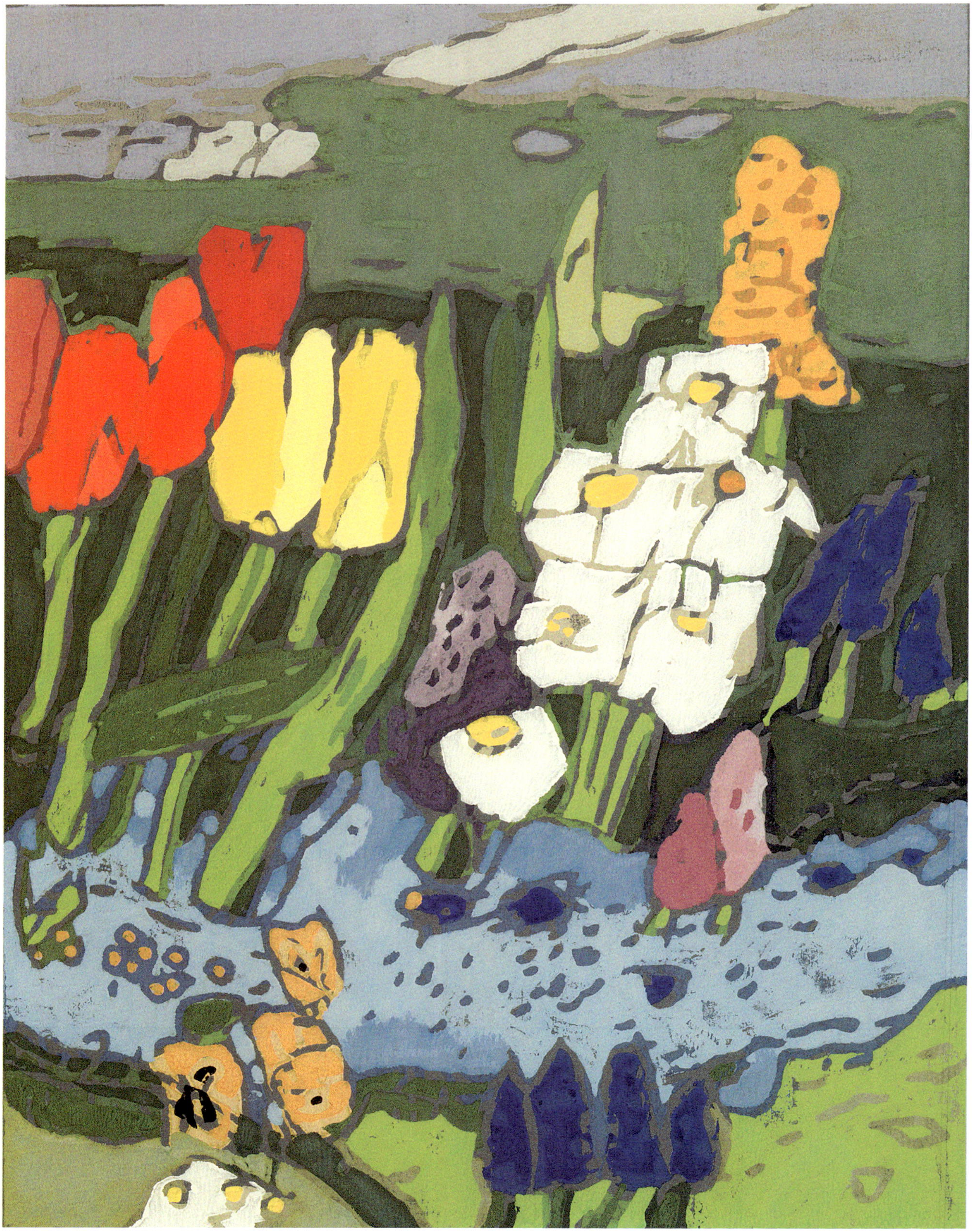

398

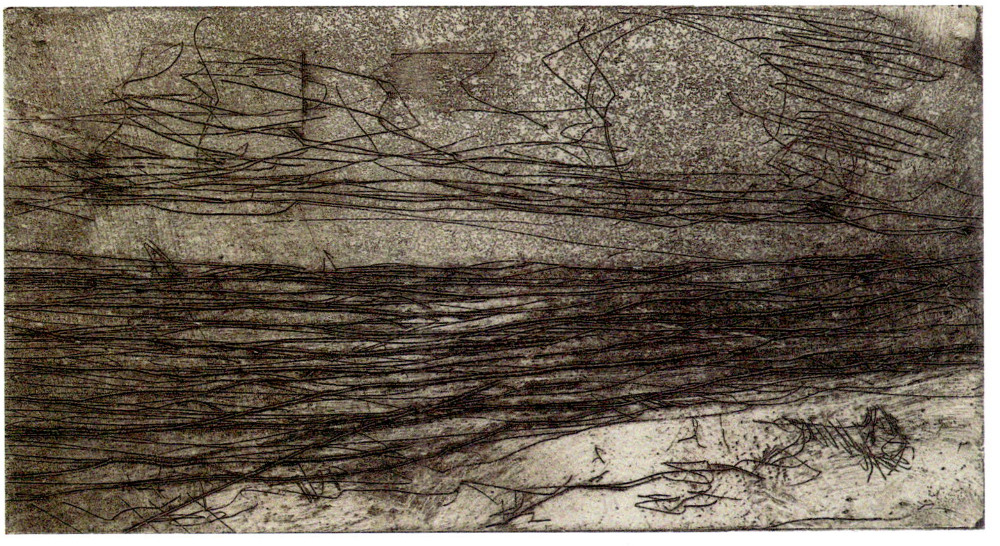

399

398 Frühjahr mit Tulpen
Narzissen, Goldlack,
Vergißmeinnicht, Hyazinthen
und Stiefmütterchen
Linolschnitt, 1998
53 x 42 auf 61 x 49 cm
Auflage 95, e.a. 18
8 Proben

399 Bucht, abends
Radierung (Kaltnadel), 1997
7 x 13 auf 13 x 18 cm
Auflage 180, e.a. 22
8 Proben

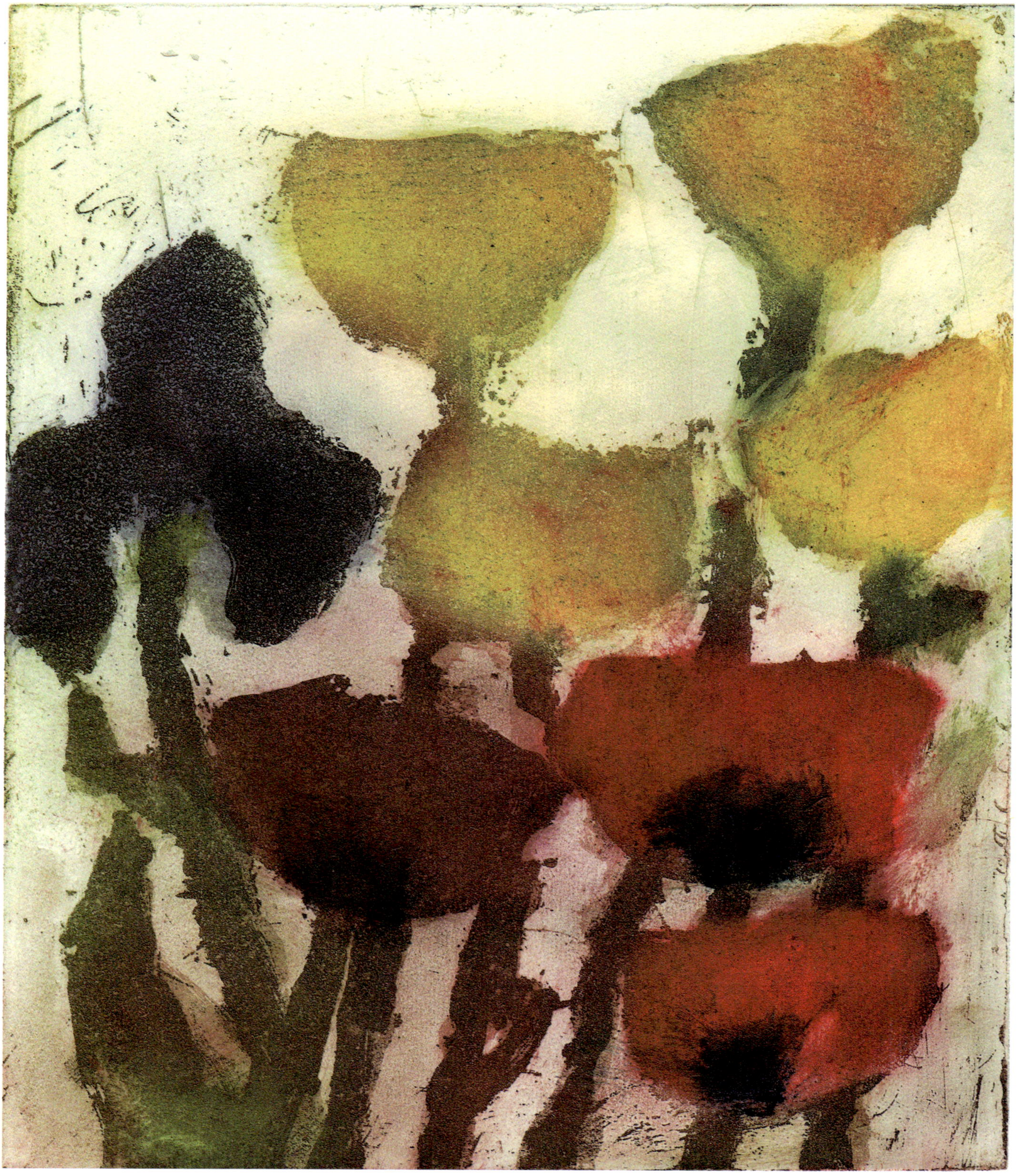

400a

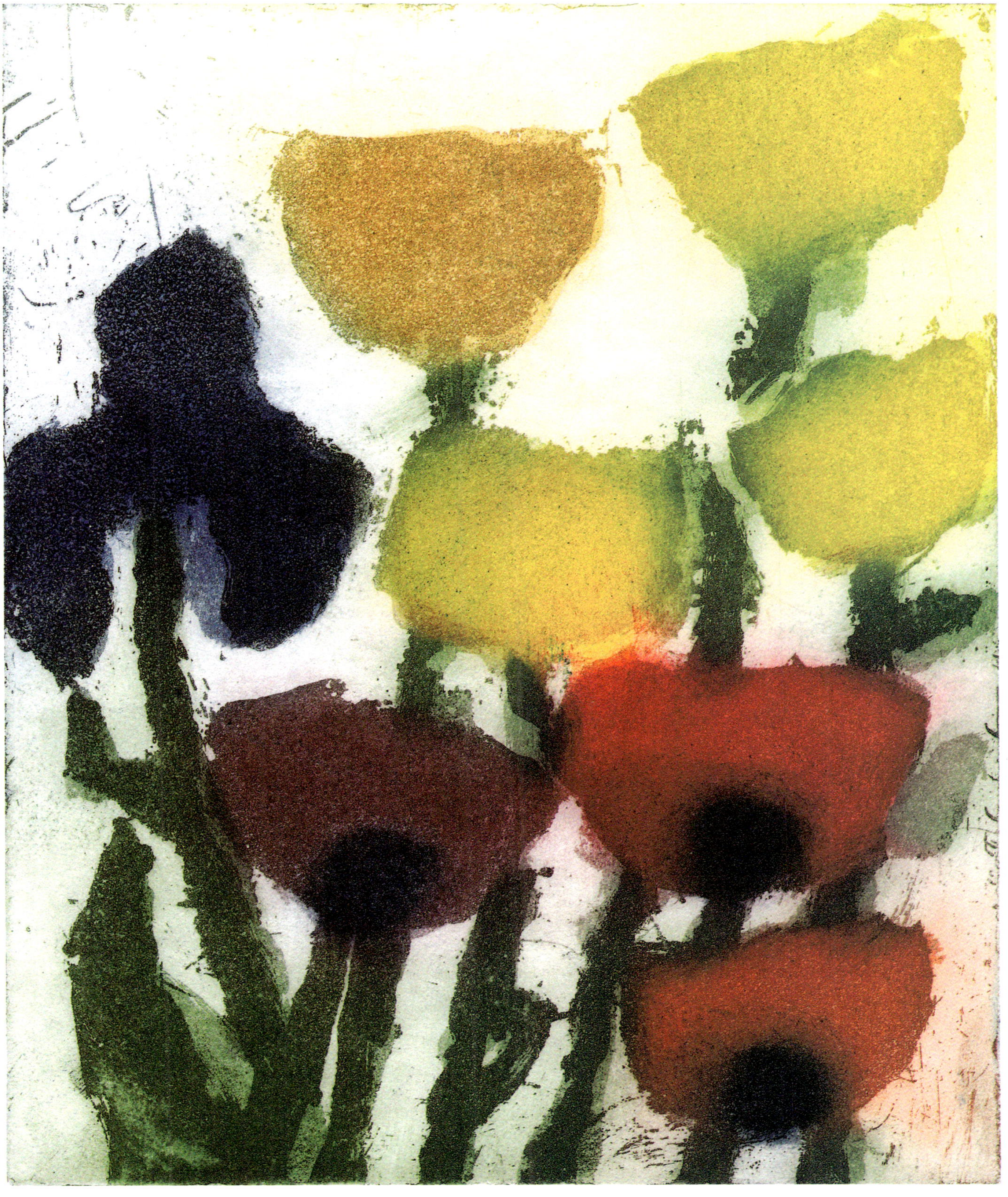

400

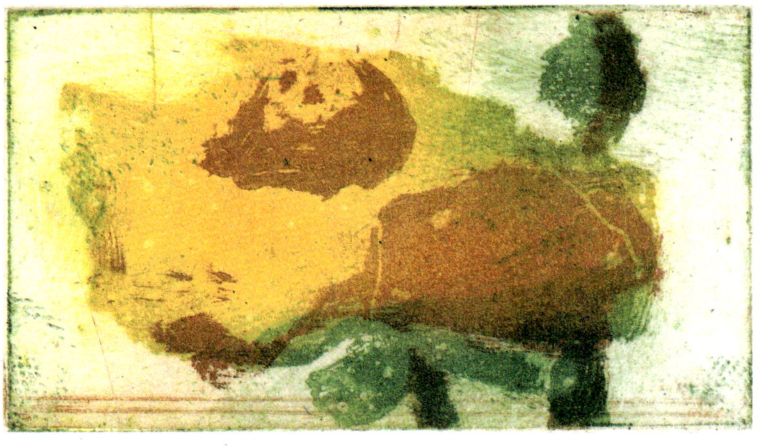

401a

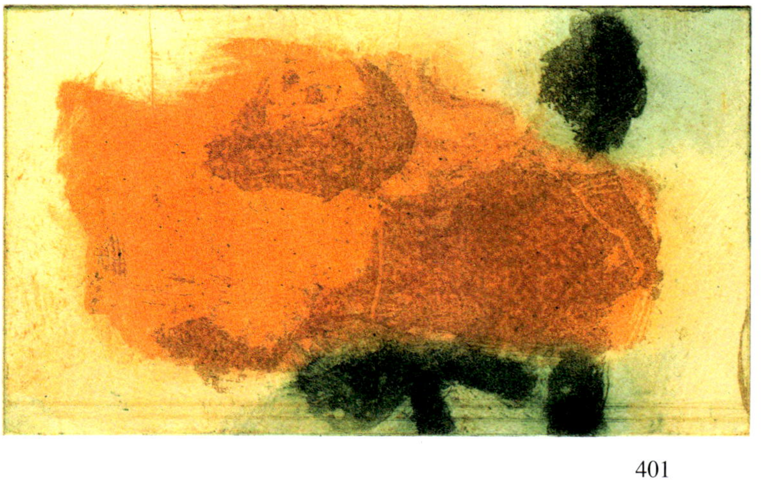

401

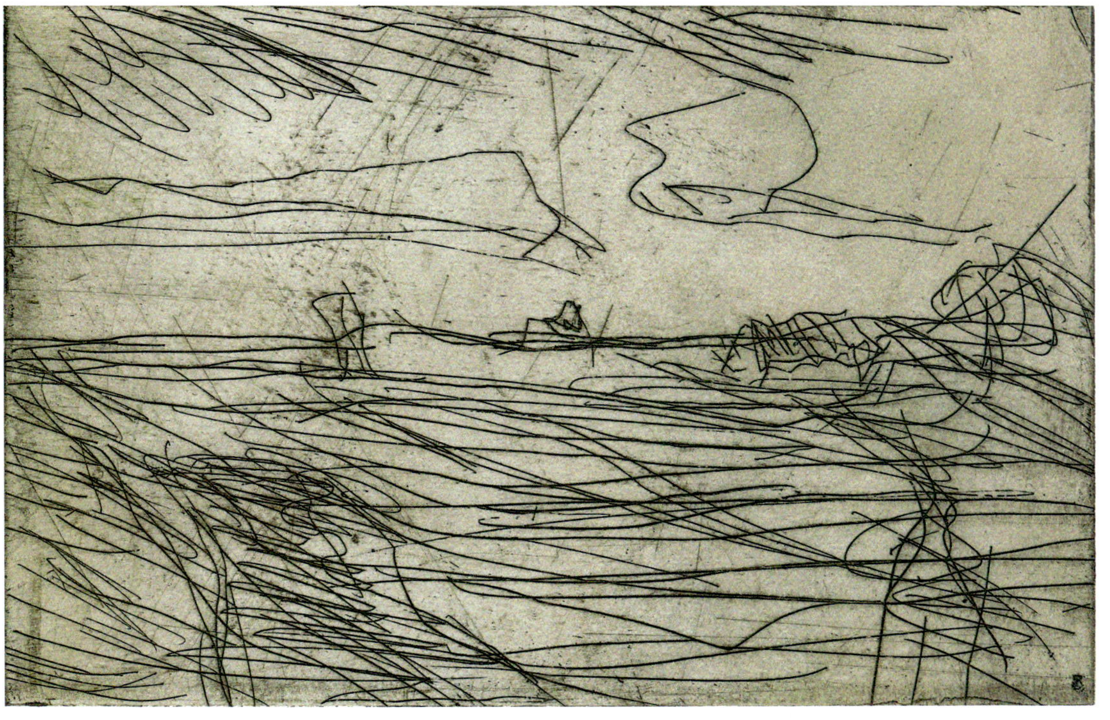

402

400 Iris und Mohn
Radierung (Aquatinta), 1997
22,5 x 19 auf 28,5 x 24 cm
Auflage 150, e.a. 22
8 Proben

400a Probe

401 Rose
Radierung (Aquatinta), 1998
6 x 10,5 auf 14,5 x 15 cm
Auflage 200, e.a. 23
4 Andrucke

401a Probe

402 Landschaft bei Goldhöft
Radierung (Strichätzung), 1977
14,5 x 9,5 auf 20,5 x 15,5 cm
Auflage 45, e.a. 8
3 Proben

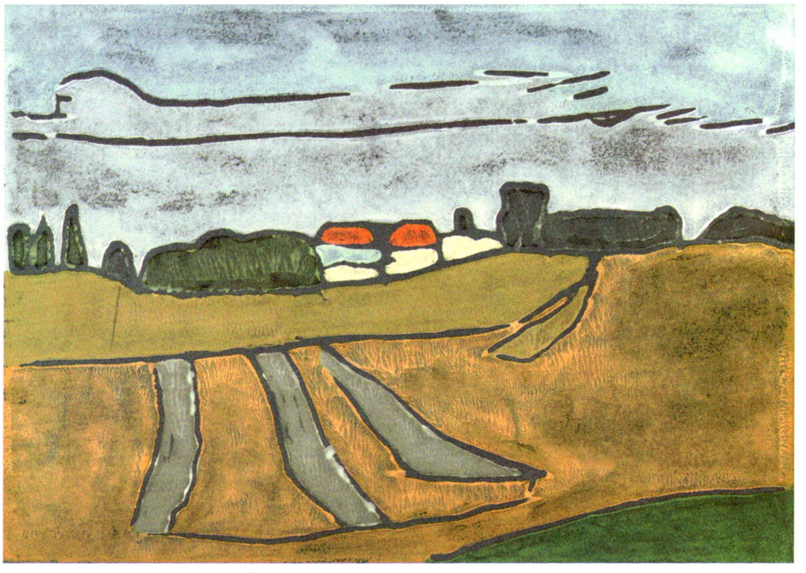

403a

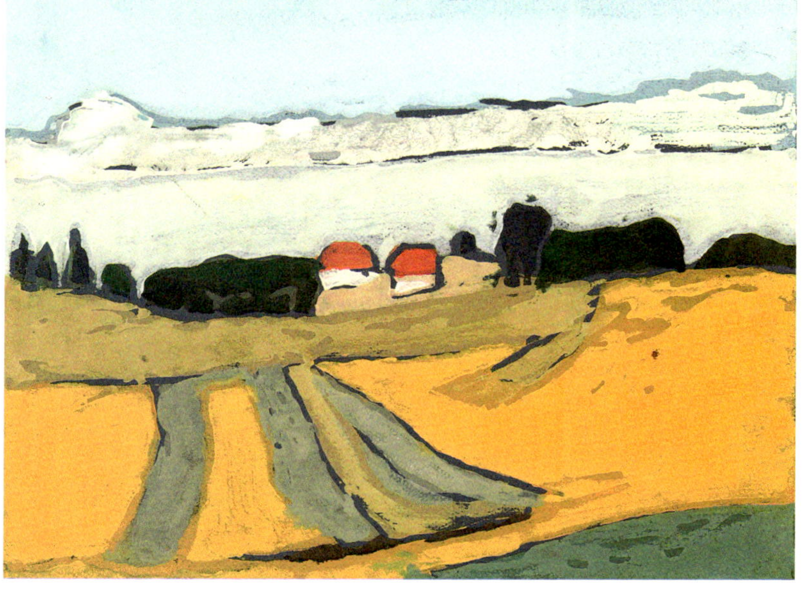

403b

403 Weizenfelder bei Nadelhöft
Linolschnitt, 1997
29 x 42 auf 32,5 x 47 cm
Auflage 60, e.a. 13
14 Andrucke

403a Andruck mit einer Platte

403b Andruck/Probe

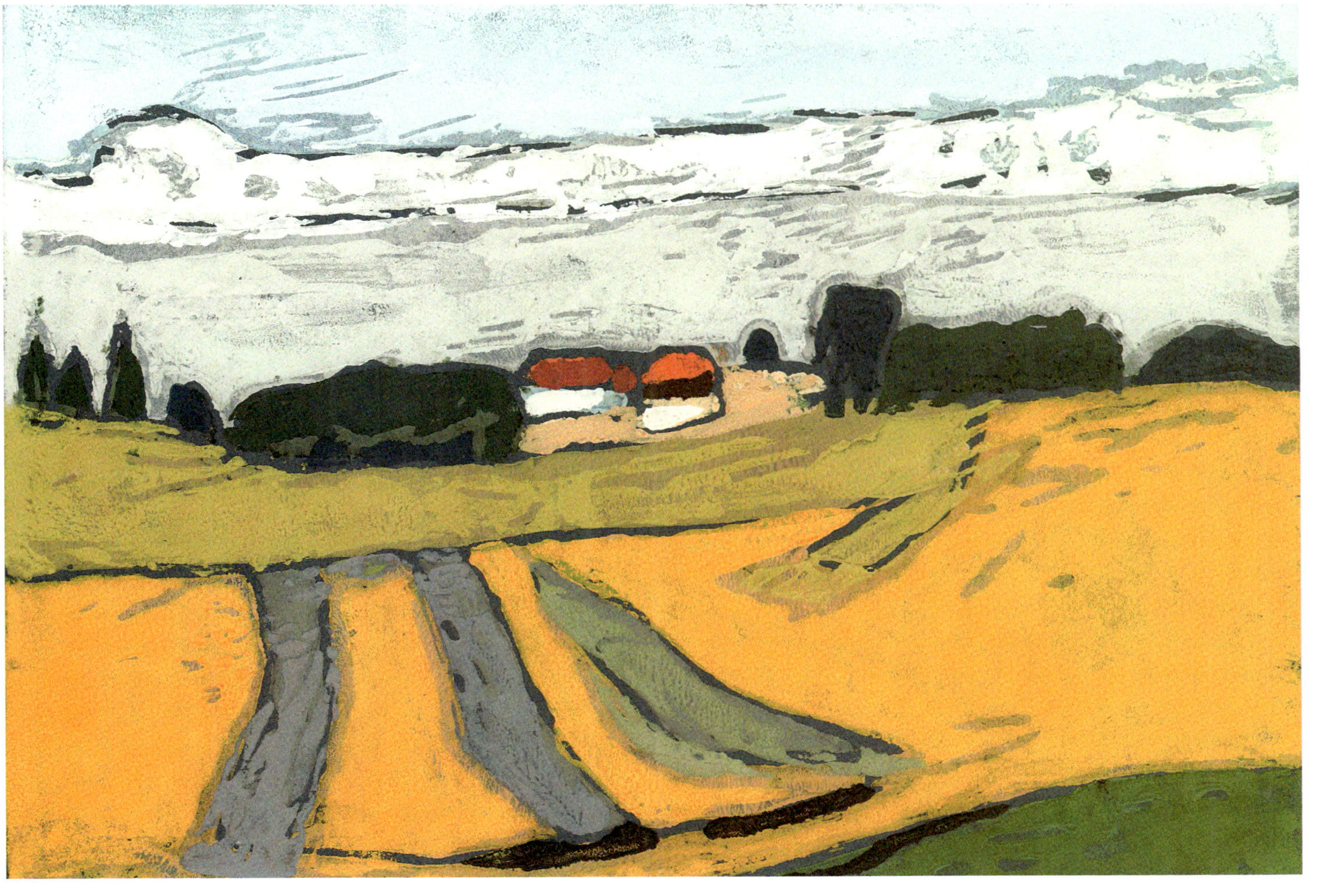
403

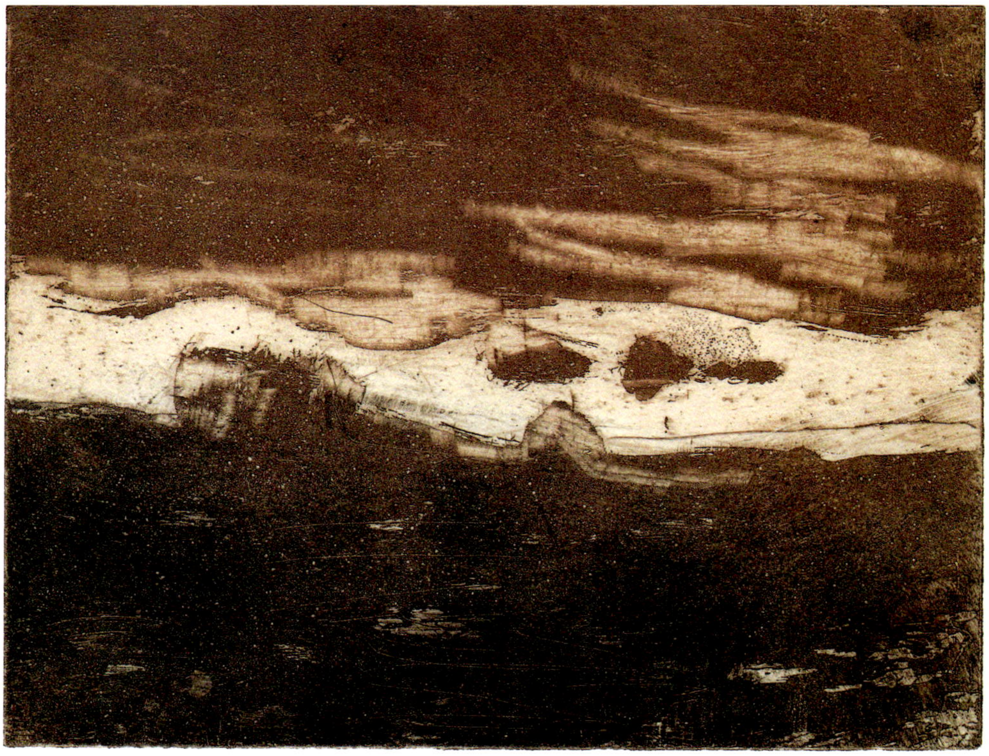

404

404 Landschaft bei Rundhof
Radierung (Aquatinta und Kaltnadel), 1998
12 x 16 auf 19 x 23 cm
Auflage 70, e.a. 5
3 Proben

405 Garten mit Gladiolen und Sonnenblume
Linolschnitt, 1996
49 x 42,5 auf 59 x 50 cm
Auflage 70, e.a. 18
Andrucke 9

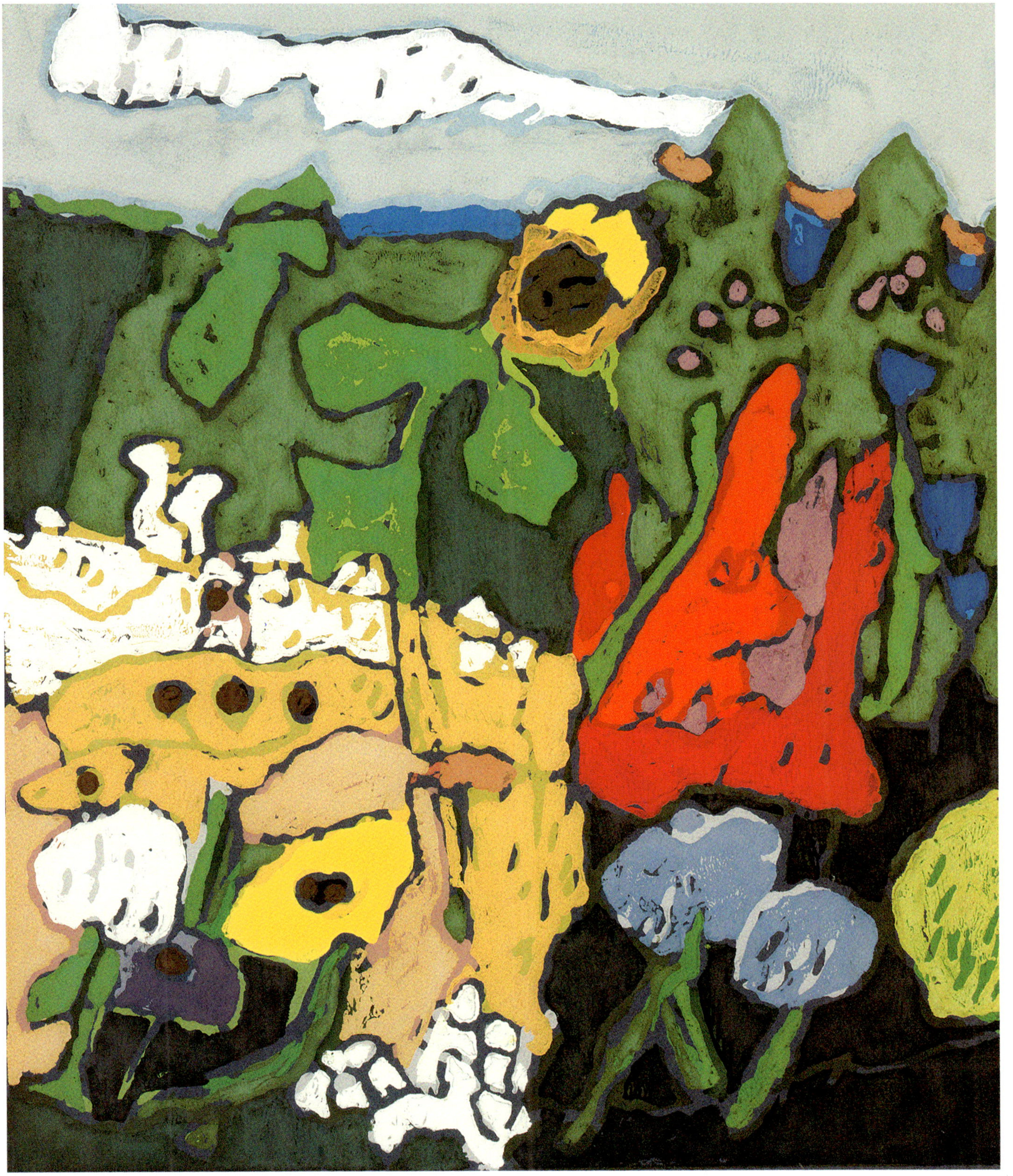

405

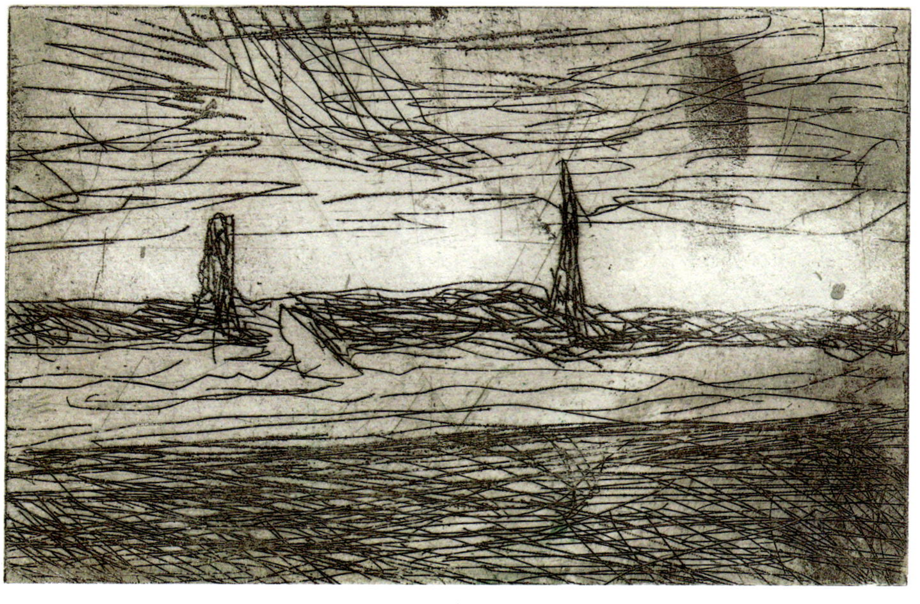

406

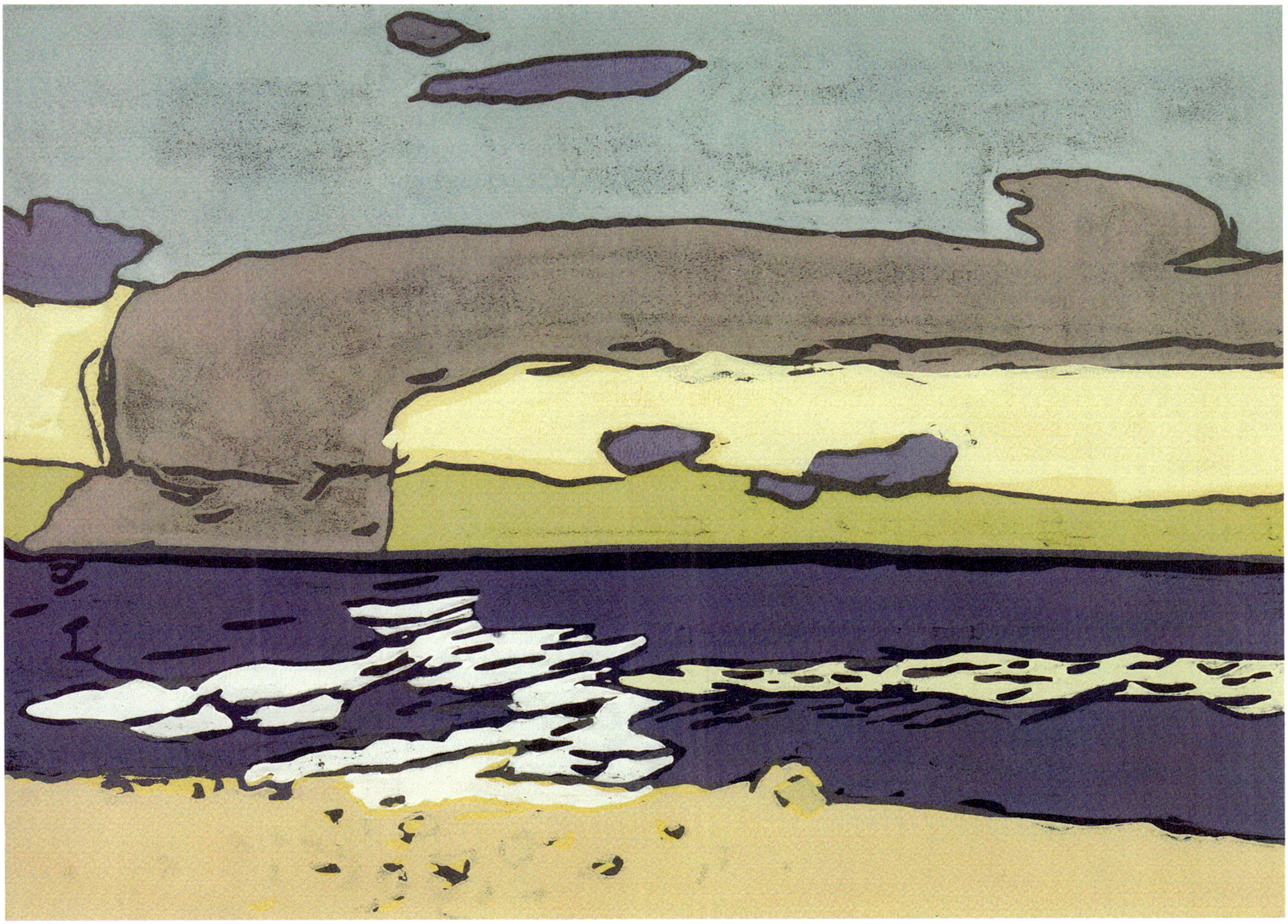

407 a

406 Blick auf Kappeln
Radierung (Strichätzung und Kaltnadel), 1998
9,5 x 14,5 auf 14,5 x 21 cm
Auflage 50, e.a. 10
8 Proben

407 Ostsee, abends
Linolschnitt, 1996
43 x 59 auf 50,5 x 64 cm
Auflage 80, e.a. 8

407a Druck mit einer Platte
Auflage 60, e.a. 6

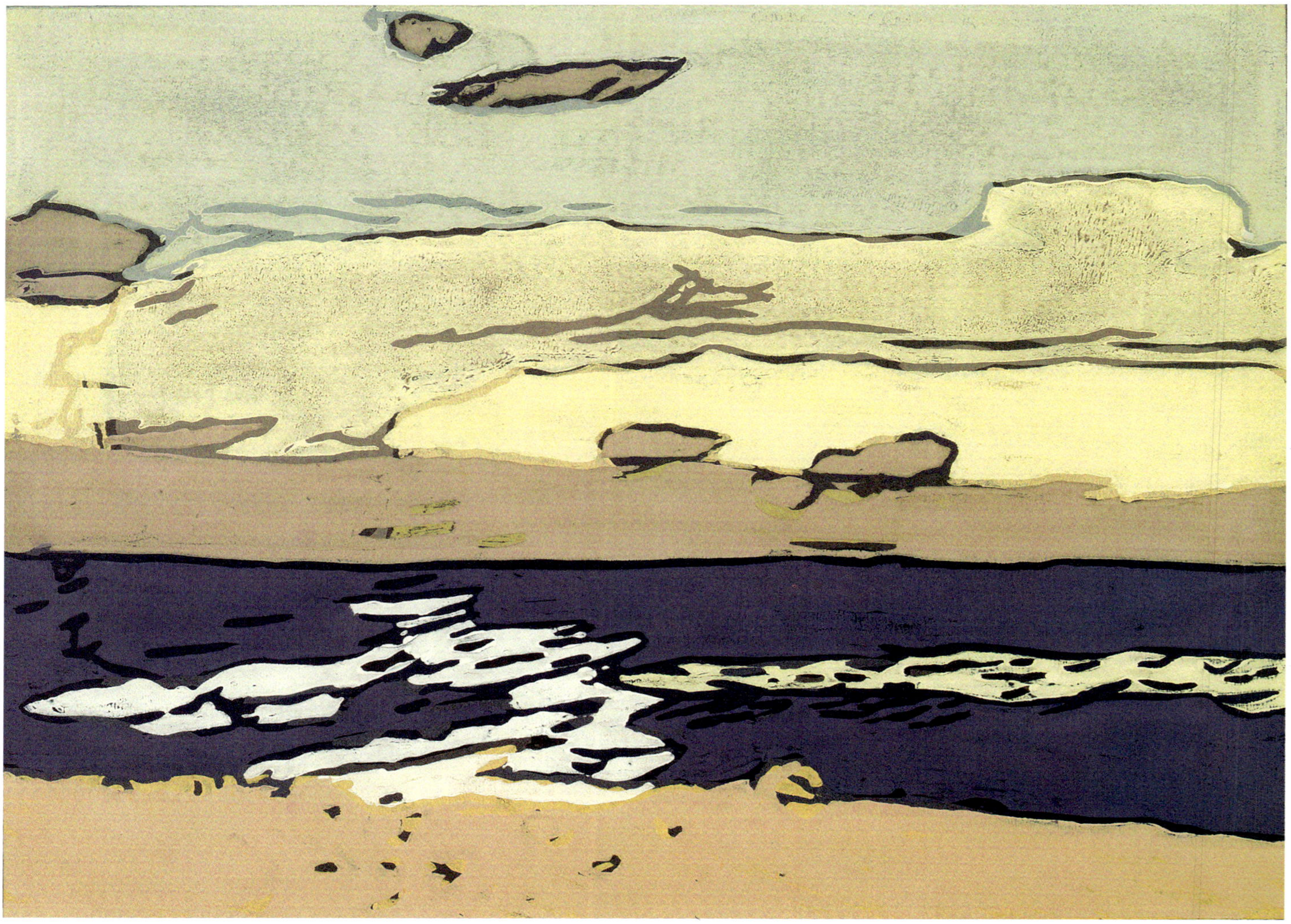

407

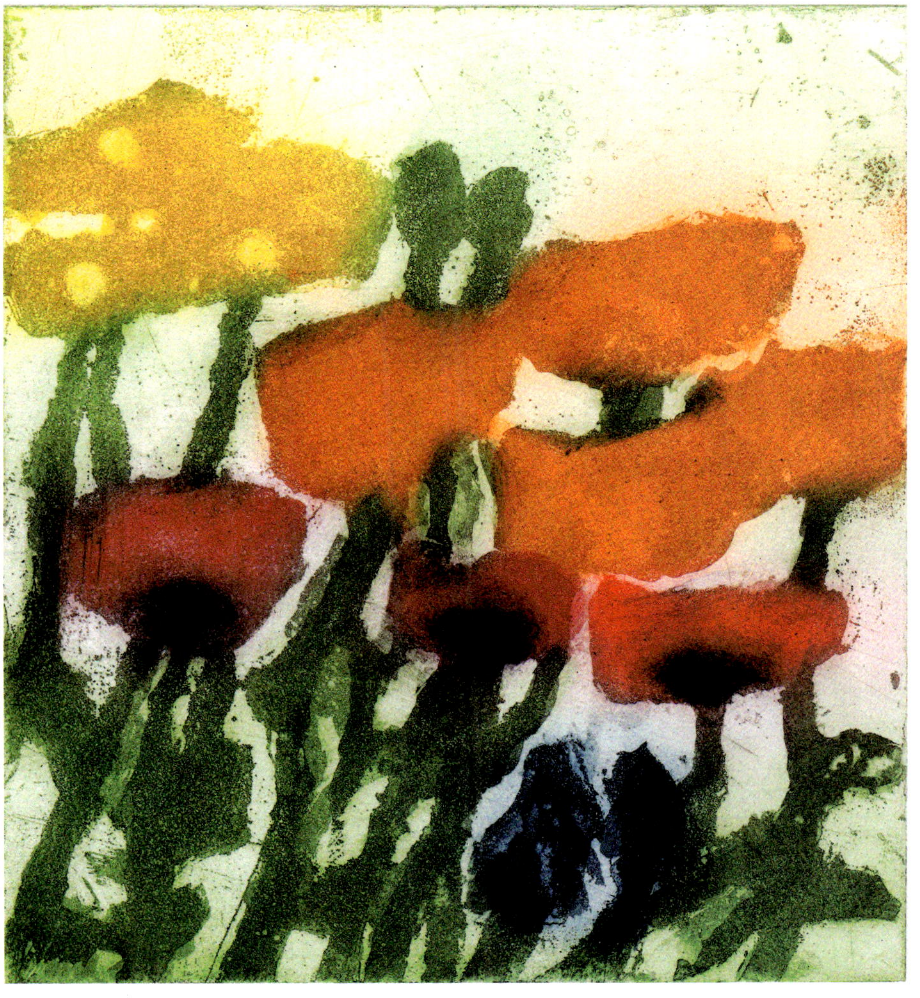

408

408 Rudbeckia, Mohn und Hyazinthen
Radierung (Aquatinta), 1996
21 x 19 auf 28 x 24 cm
Auflage 200, e.a. 22
14 Proben

409 Mohn, Malve, Rittersporn
Radierung (Aquatinta), 1997
30 x 40 auf 38 x 48 cm
Auflage 95, e.a. 22
8 Andrucke

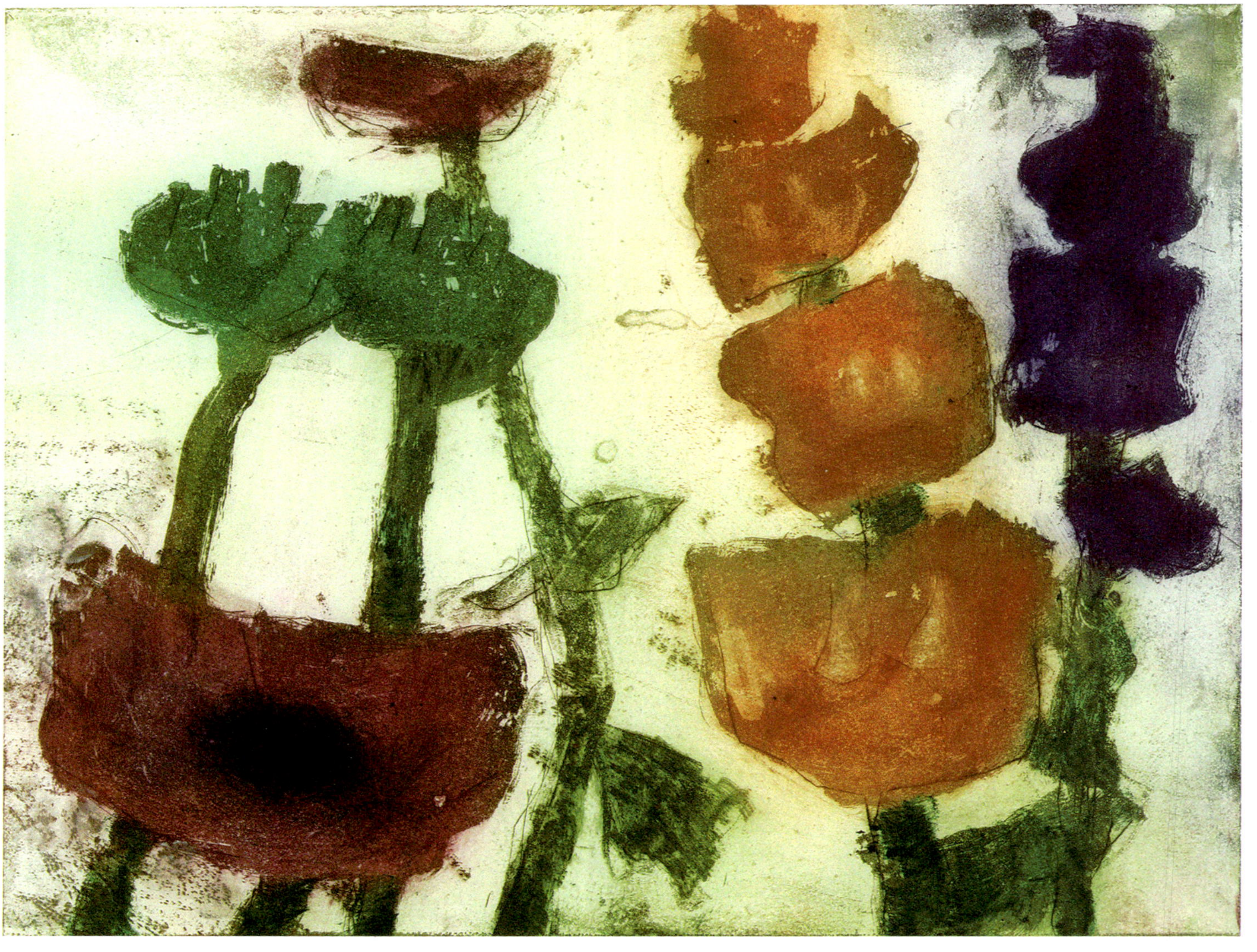

409

410 Mohn
Radierung (Aquatinta), 1998
19 x 22 auf 24,5 x 27,2 cm
Auflage 150, e.a. 28
12 Andrucke

410a Andruck Nr. 3

410b Andruck Nr. 8

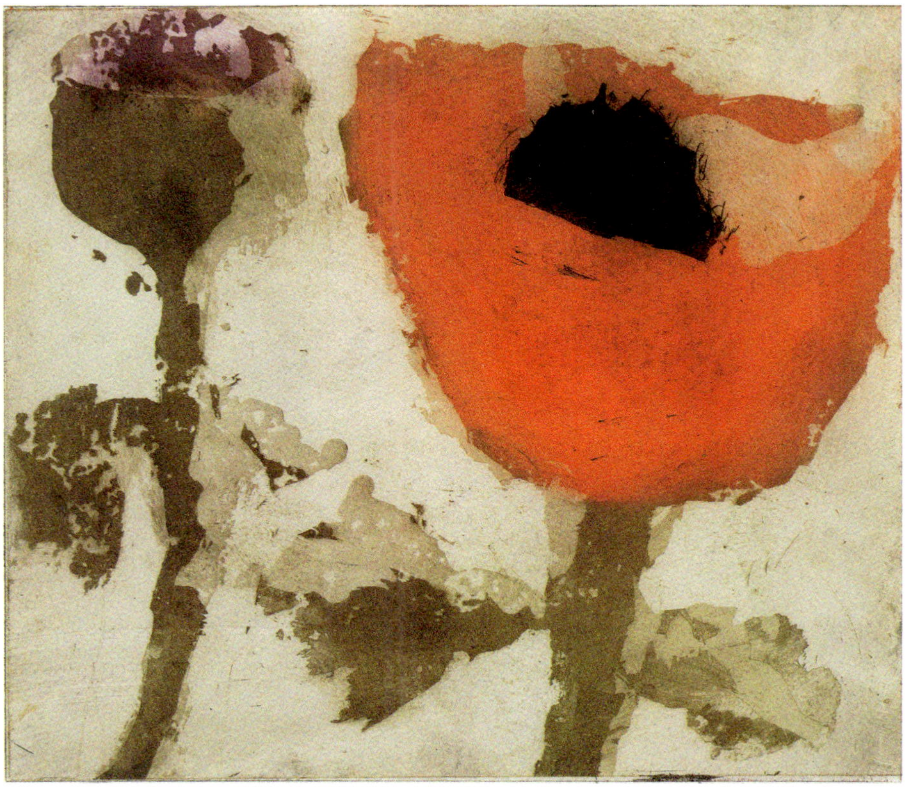

410a

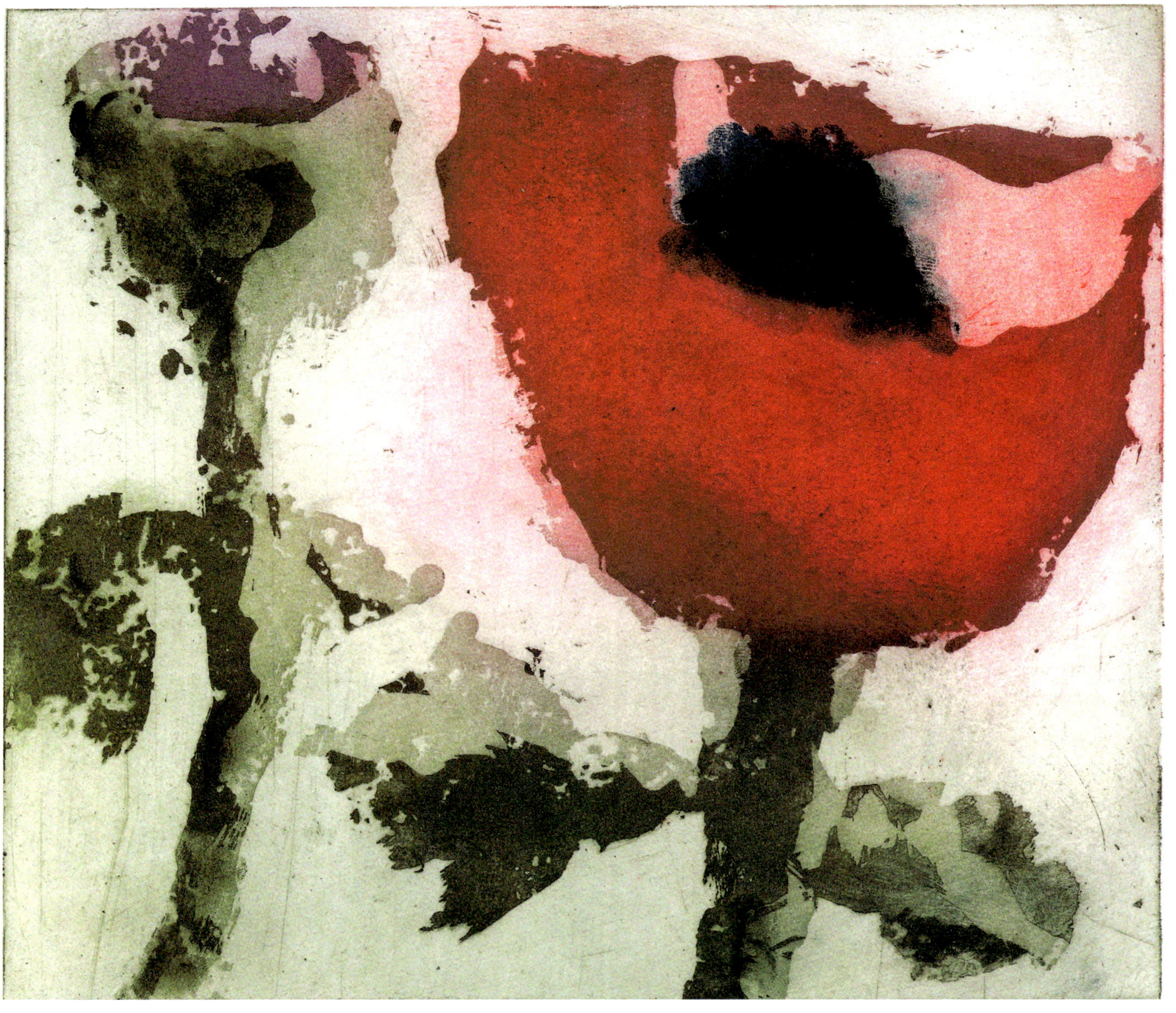

410b

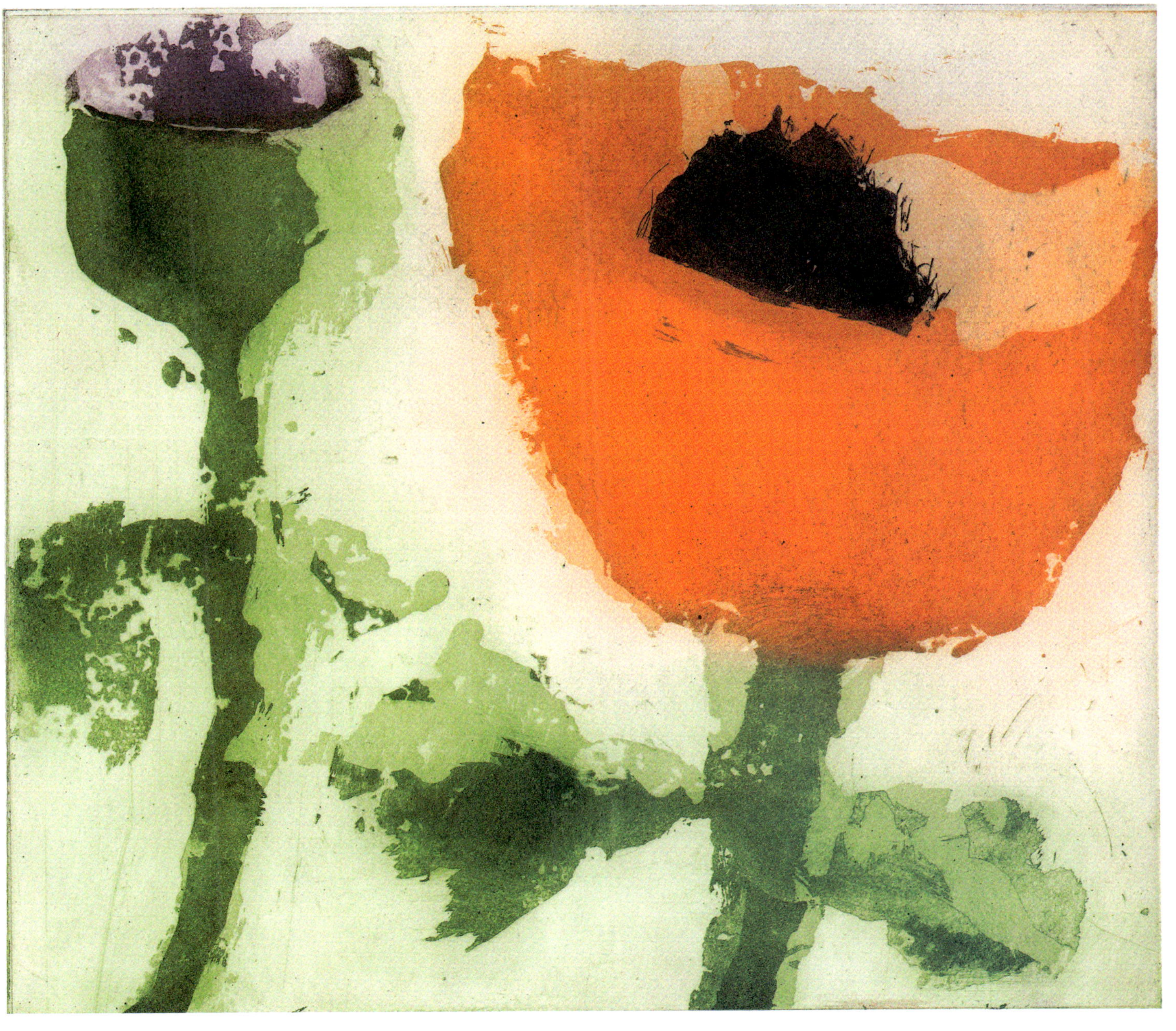

410

411 Erice (Sizilien)
Radierung (Vernis Mou und Aquatinta), 1998
14,4 x 22 auf 18 x 24 cm
Auflage 100, e.a. 13
19 Andrucke

411a Probe der Vernis Mou Platte

411b Probe der Aquatinta Platte

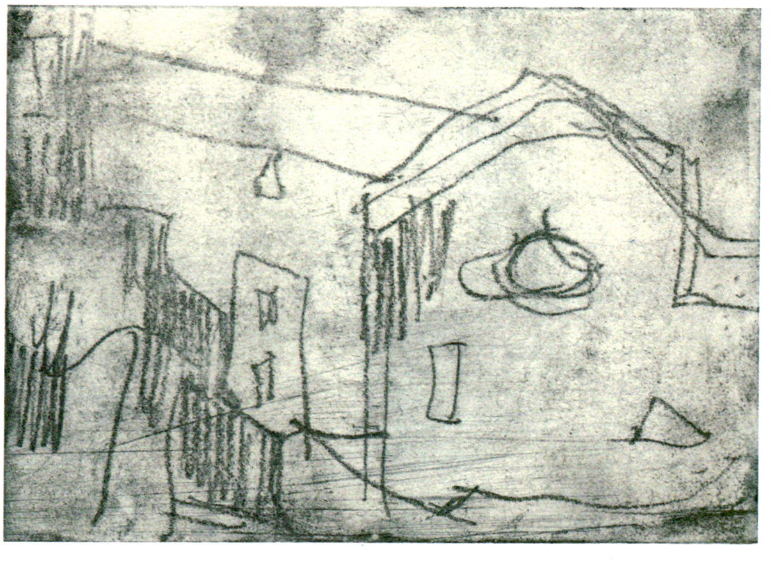

411a

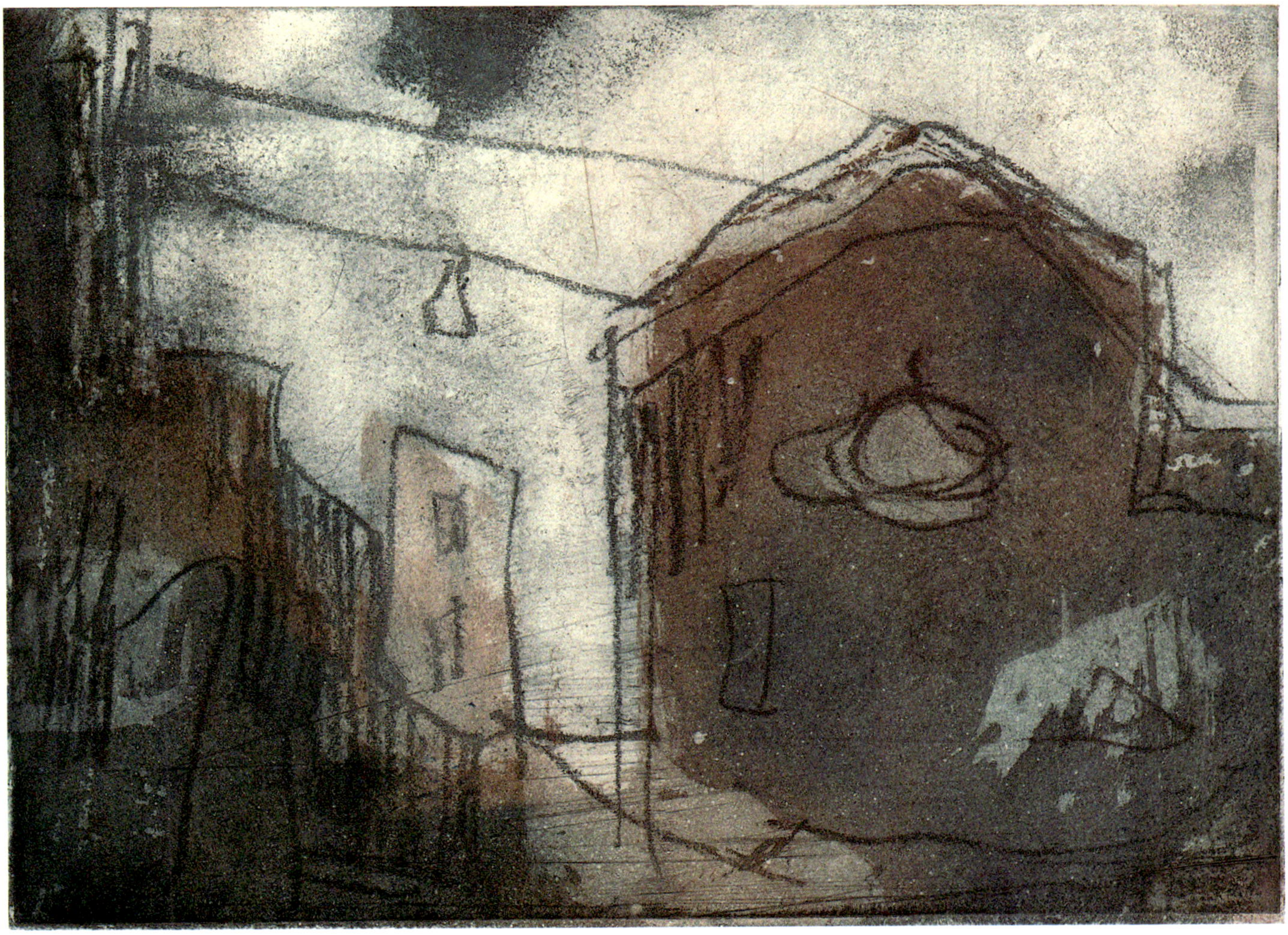

411

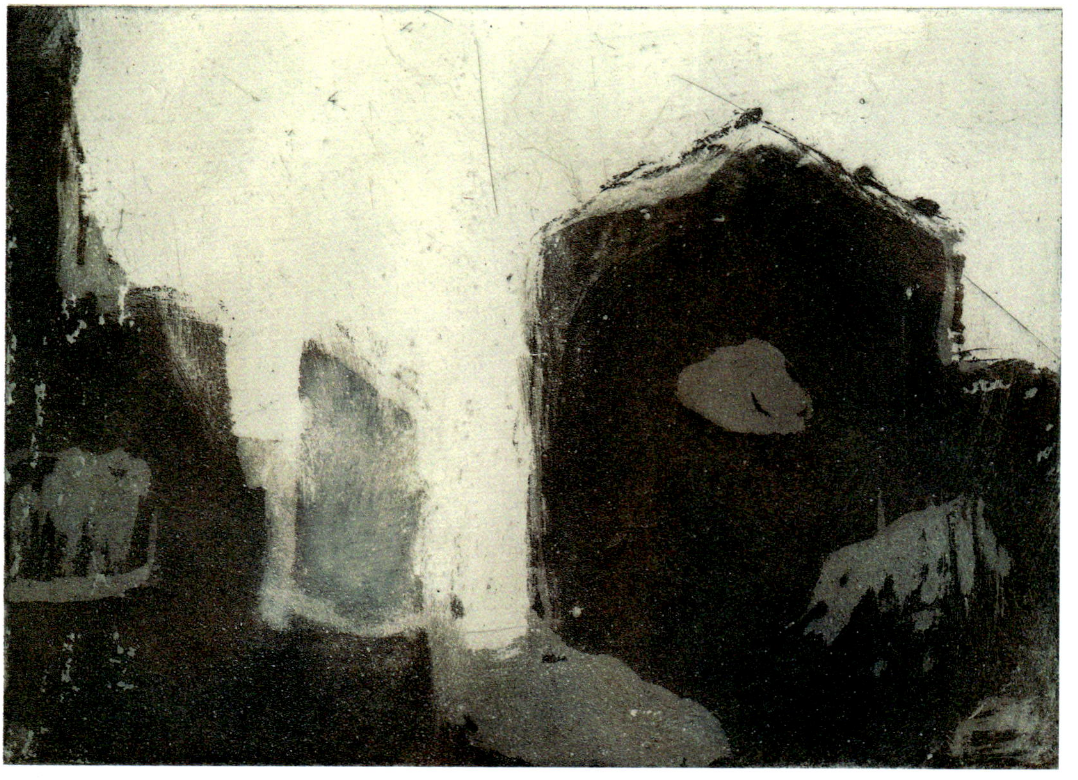

411b

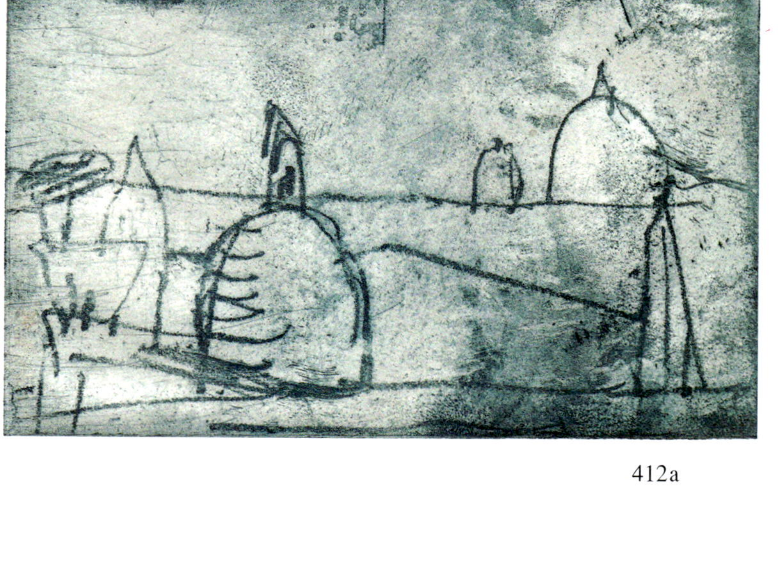

412a

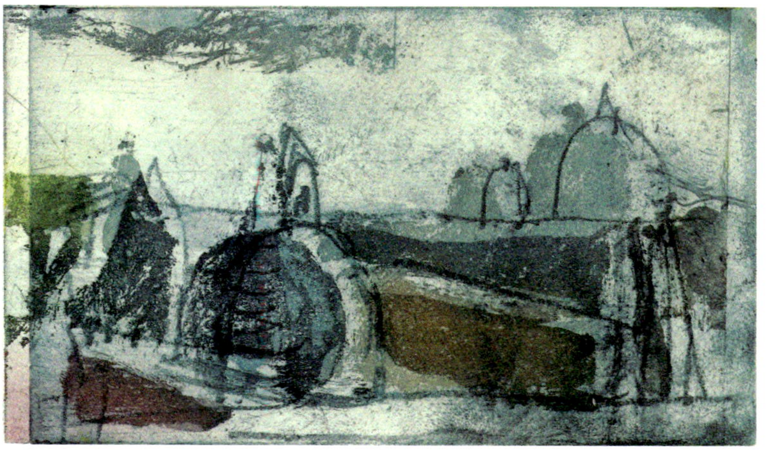

412b

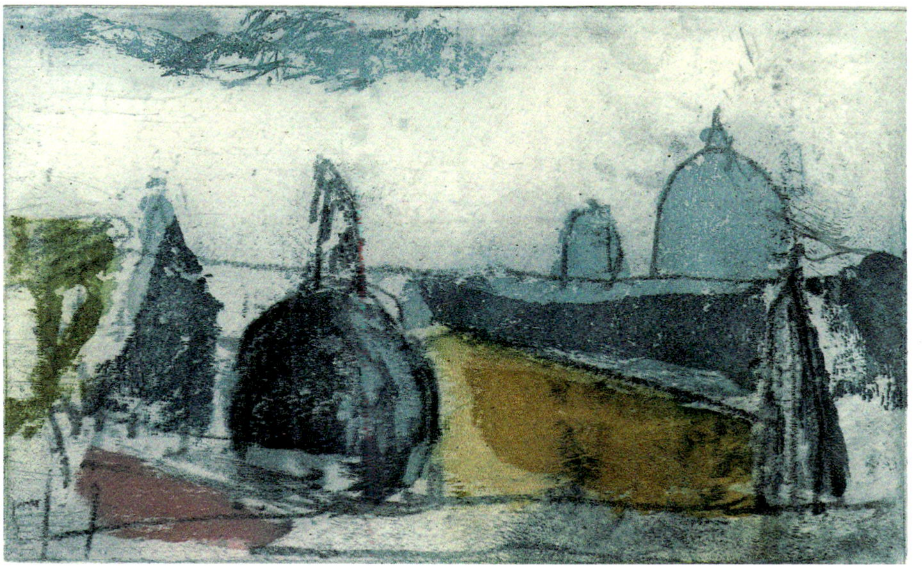

412

412 Rom, Piazza Popolo
Radierung (Vernis Mou und
Aquatinta), 1998
10 x 16 auf 13,5 x 21 cm
Auflage 200, e.a. 20
14 Proben

412a Probe der Vernis Mou

412b Probe Nr. 1 von 2 Platten

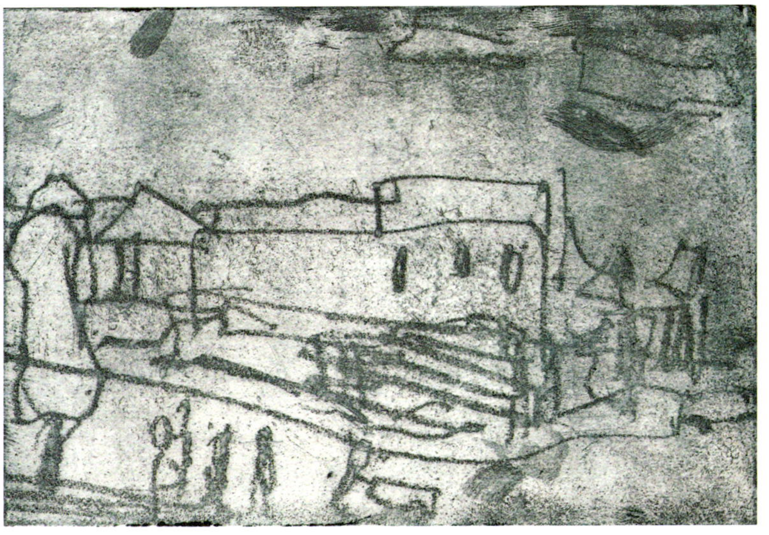

413a

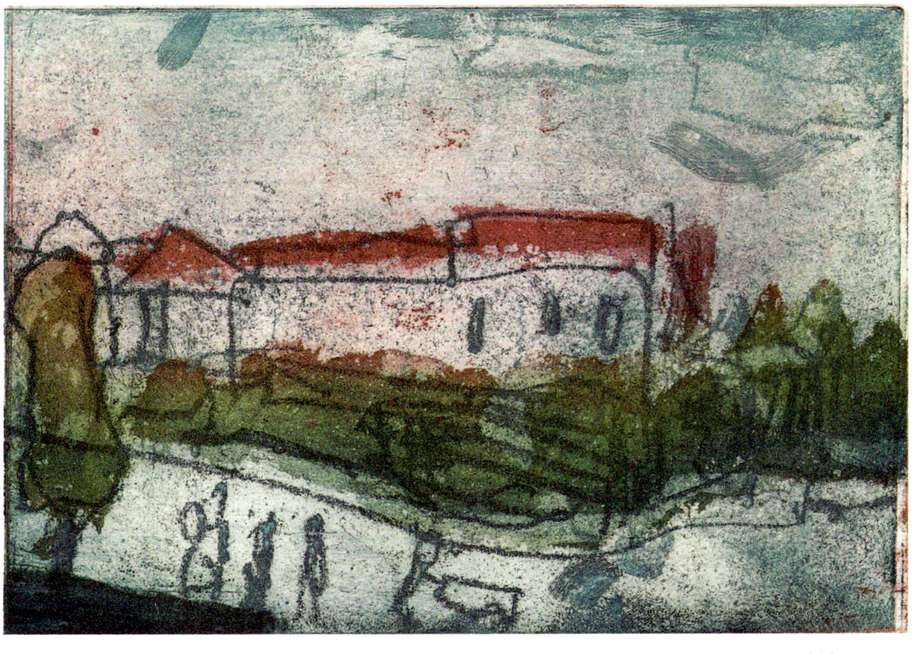

413

413 Syrakus (Sizilien)
Radierung (Vernis Mou und Aquatinta), 1998
10,5 x 15 auf 13,5 x 21 cm
Auflage 200, e.a. 19
8 Proben

413a Probe der Aquatinta

414 Blick auf den Vatikan vom Palatin
Radierung (Vernis Mou und Aquatinta), 1998
9 x 15,5 auf 13 x 21 cm
Auflage 200, e.a. 20
8 Proben

414a Probe der Vernis Mou

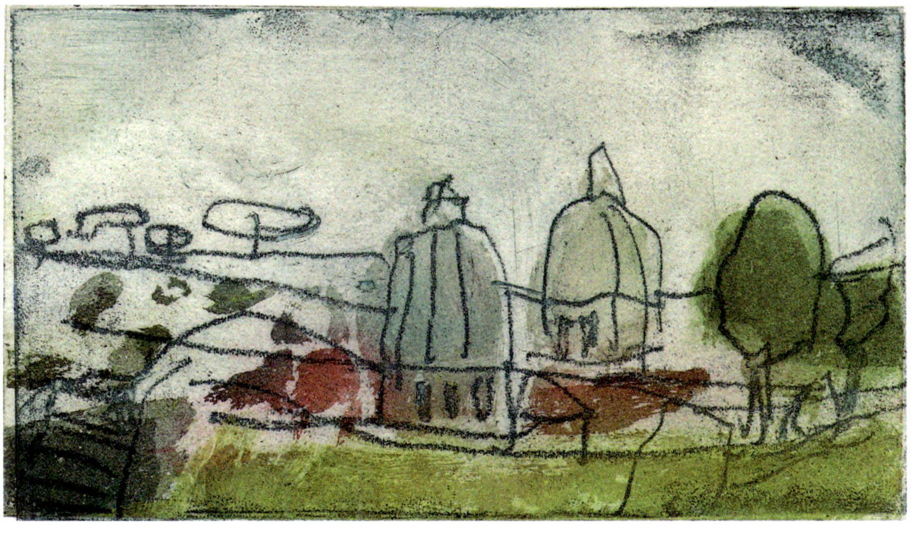

414

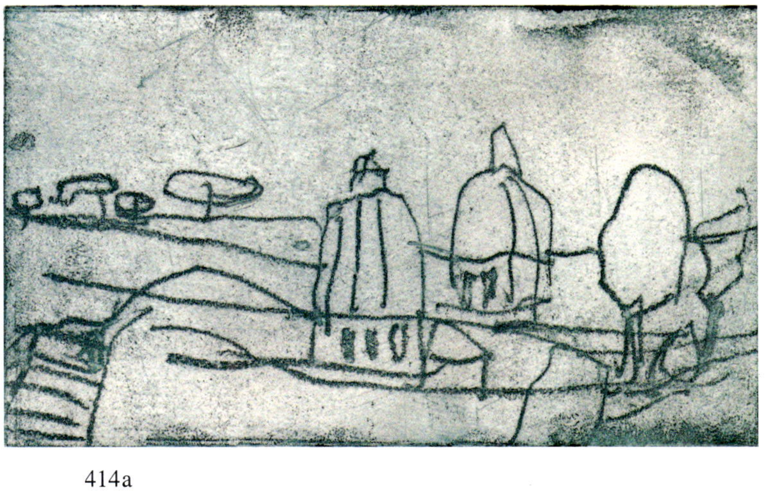

414a

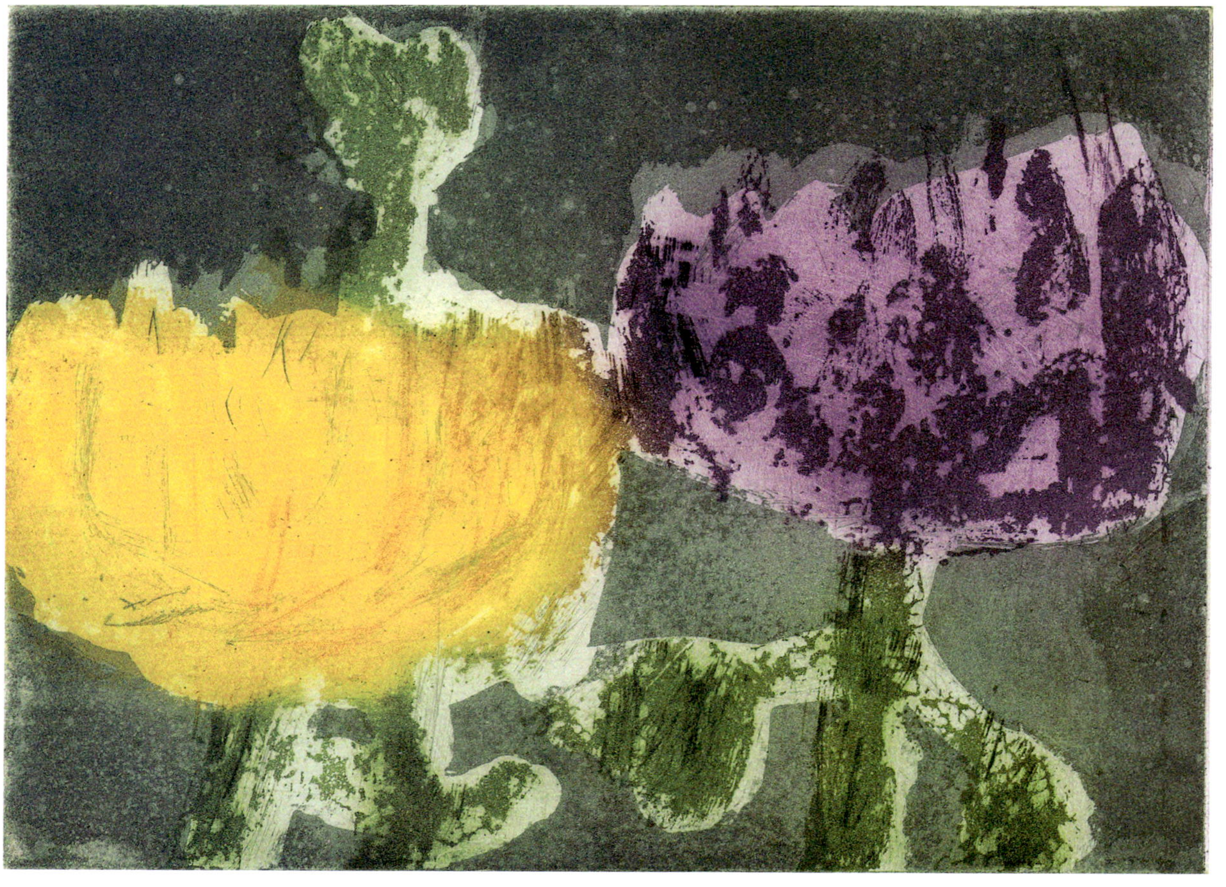

415

415 Dahlien
Radierung (Aquatinta und Kaltnadel), 1998
13,5 x 19 auf 20 x 23 cm
Auflage 80, e.a. 12
14 Proben

415a Druck der Aquatinta in braun

415b 7. Andruck

416 Iris
Radierung (Aquatinta), 1997
7 x 8 auf 15 x 17,5 cm
Auflage 200, e.a. 20
8 Proben

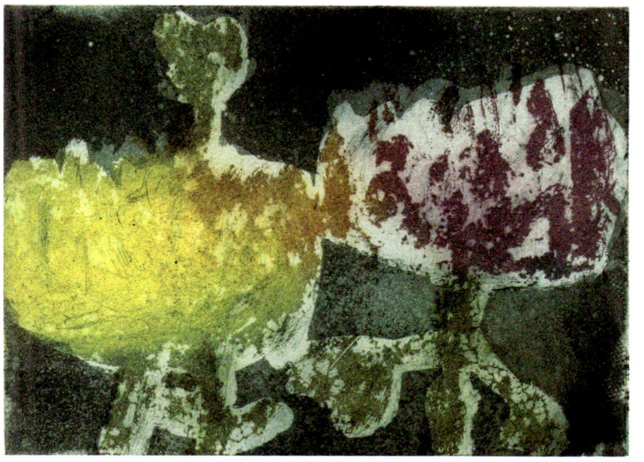

415b

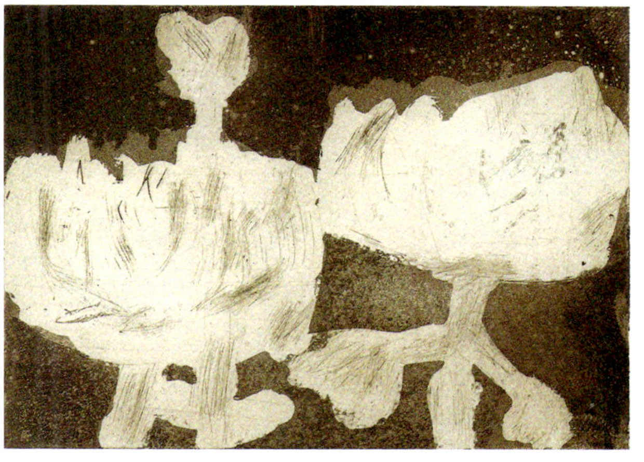

415a

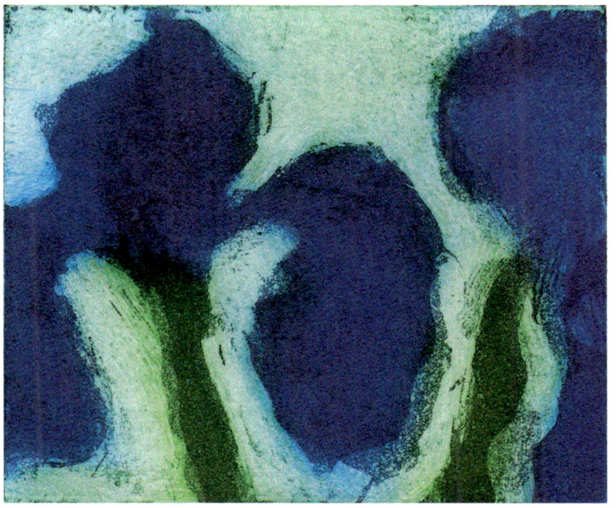

416

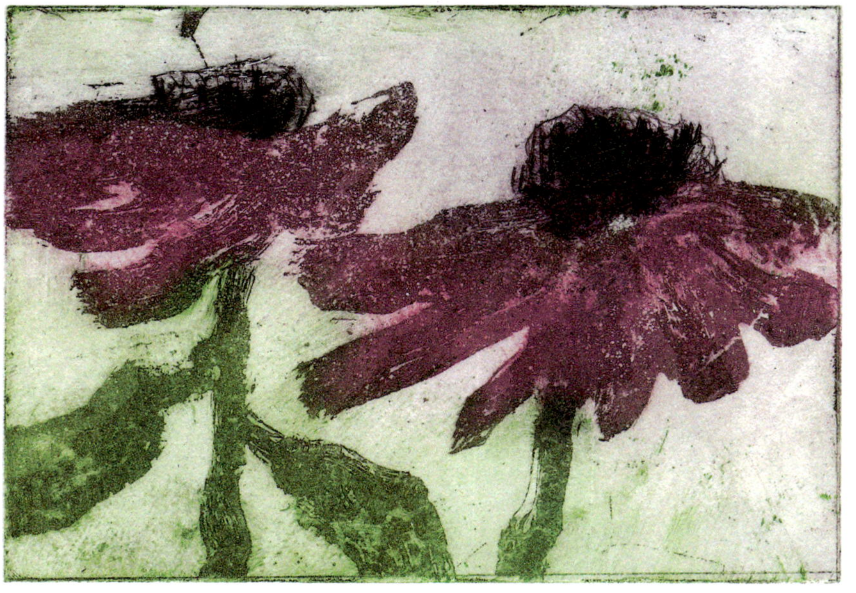

417

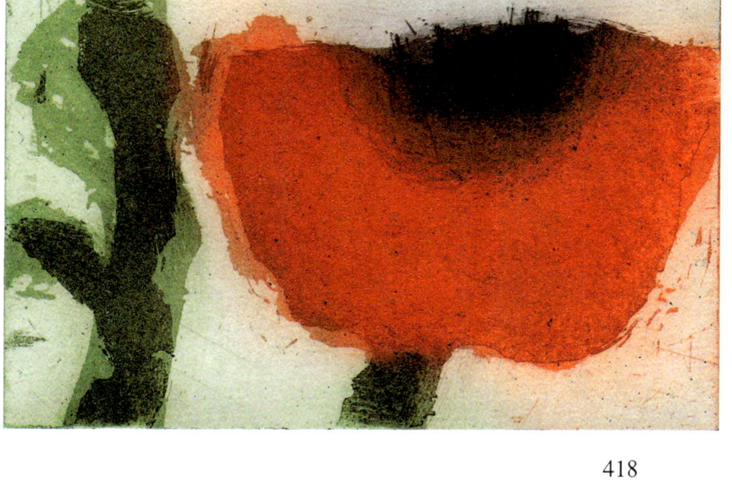

418

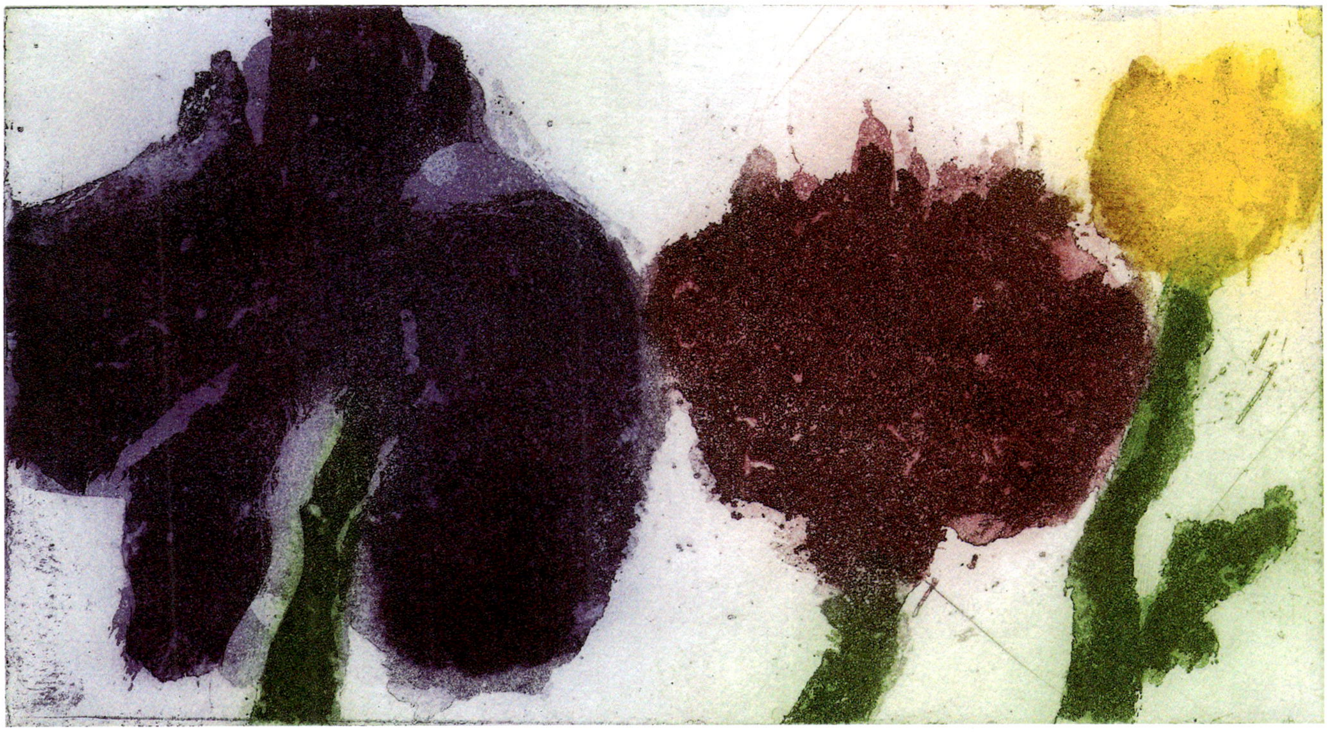

419

417 Echinacea purpurea
Radierung (Aquatinta und
Kaltnadel), 1998
11 x 8 auf 14,5 x 15,5 cm
Auflage 200, e.a. 20
8 Proben

418 Mohn
Radierung (Aquatinta und
Kaltnadel), 1997
6 x 11 auf 14,5 x 15,5 cm
Auflage 200, e.a. 28
14 Andrucke

419 Iris, Bienenfreund, Trollblume
Radierung (Aquatinta), 1997
17,5 x 9,5 auf 20 x 26,5 cm
Auflage 180, e.a. 28
14 Proben

420 Straße in Herzberg
Radierung (Kaltnadel), 1997
10,4 x 5,5 auf 12 x 16 cm
Auflage 60, e.a. 8
2 Proben

421 Raps bei Pommerby
Linolschnitt, 1998
42 x 55 auf 48,5 x 59,5 cm
Auflage 95, e.a. 18
10 Andrucke

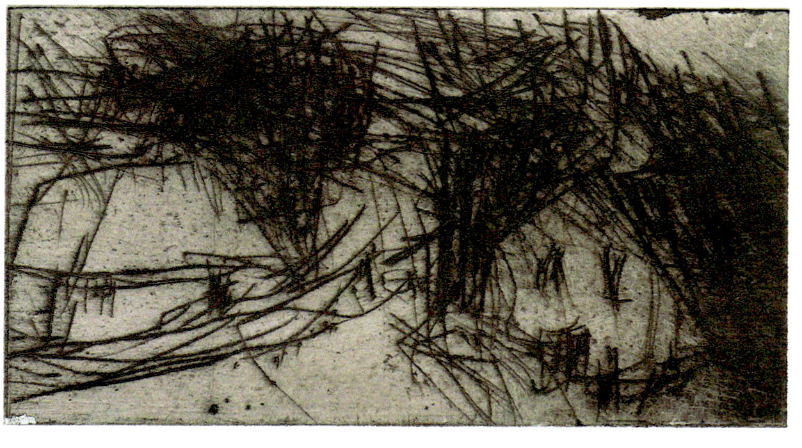

420

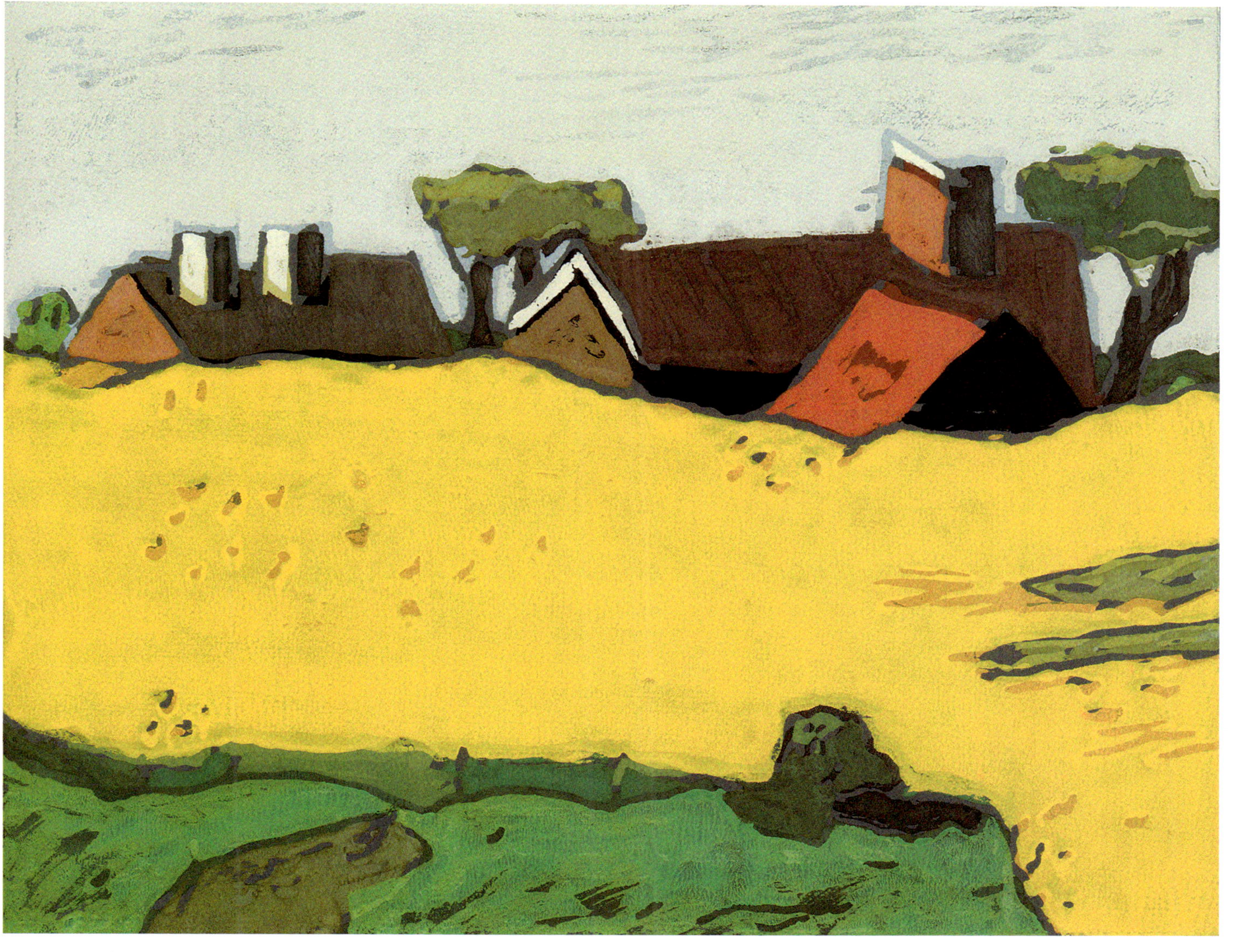

421

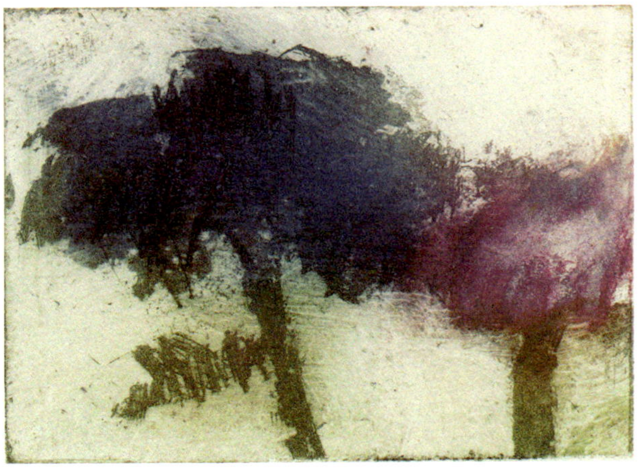

422a

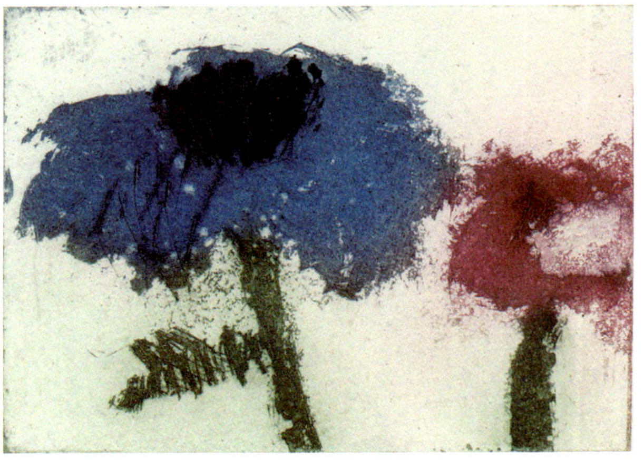

422

422 Zwei Kornblumen
Radierung (Aquatinta und Kaltnadel), 1997
8 x 6 auf 14 x 15,5 cm
Auflage 200, e.a. 23
5 Proben

422a Probe

423 Straße bei Pommerby
Linolschnitt, 1997
42 x 52,5 auf 48 x 58,5 cm
Auflage 95, e.a. 17
8 Proben

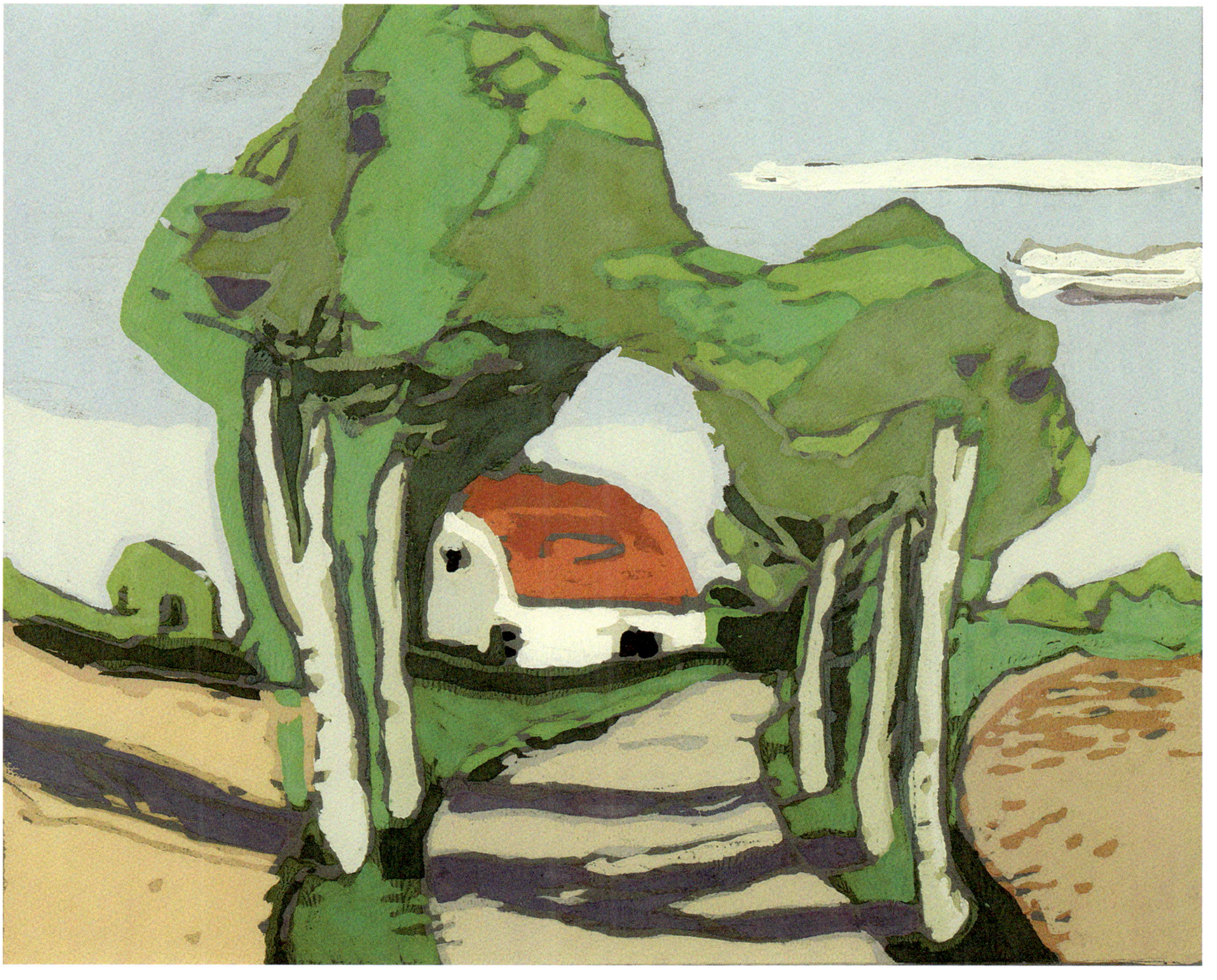

423

424 Margeriten und Rudbeckia
Radierung (Aquatinta und Kaltnadel), 1998
38,5 x 47,5 auf 50,5 x 57 cm
Auflage 95, e.a. 22
12 Proben

424a Probe

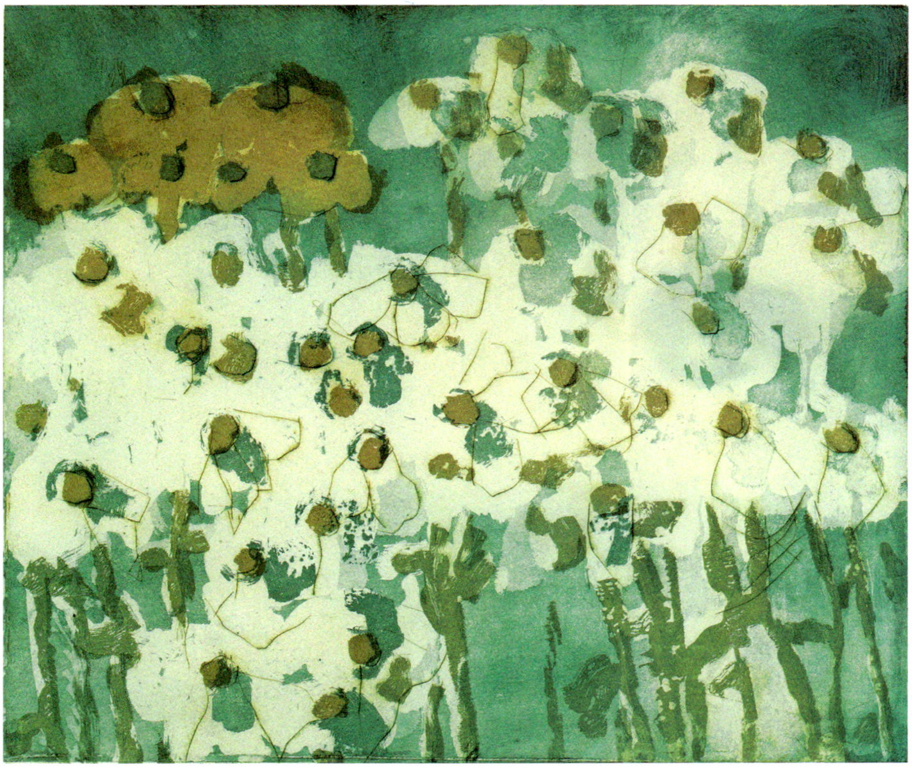

424a

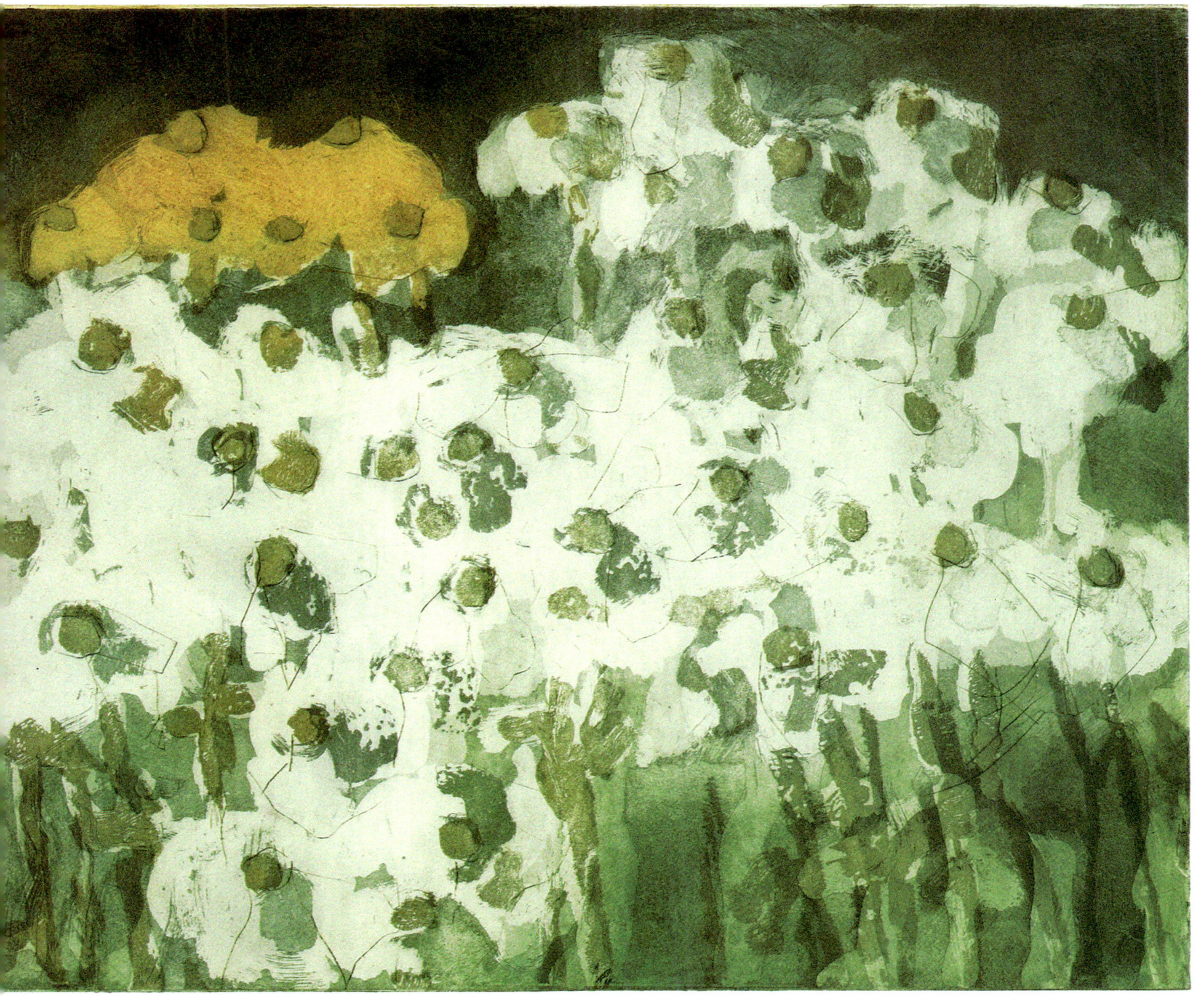

424

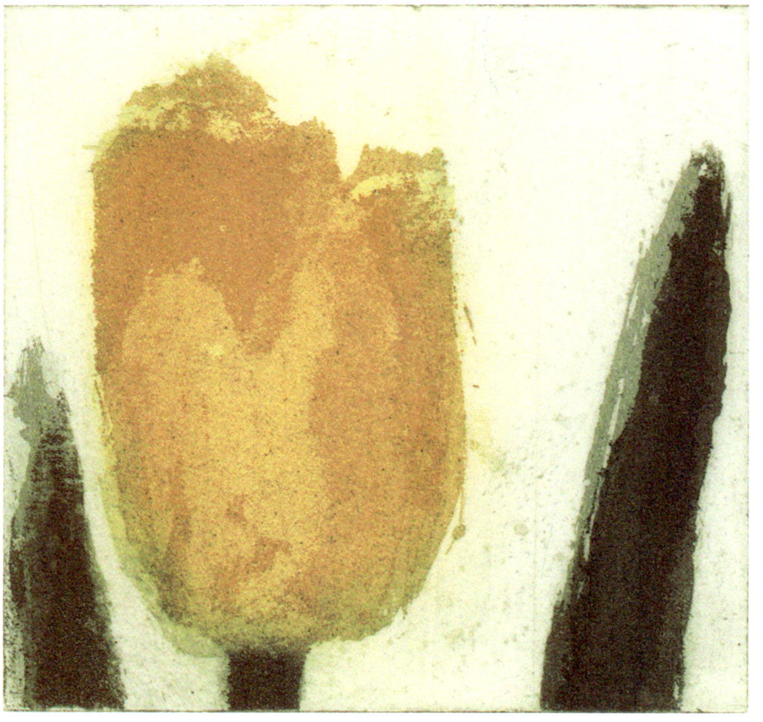

425

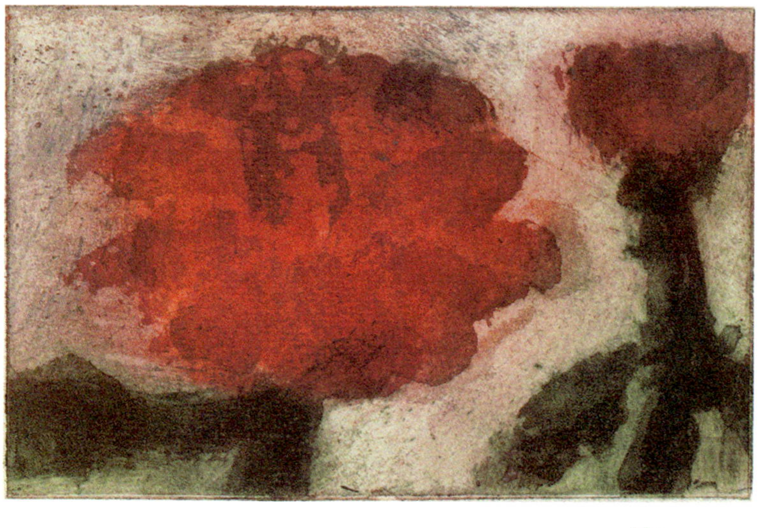

426a

425 Gelbe Tulpe
Radierung (Aquatinta), 1996
10 x 10,5 auf 15 x 15,5 cm
Auflage 200, e.a. 20
3 Proben

426 Zinnien
Radierung (Aquatinta), 1998
6,5 x 10 auf 14,5 x 15 cm
Auflage 200, e.a. 22
5 Proben

426a Probe 5

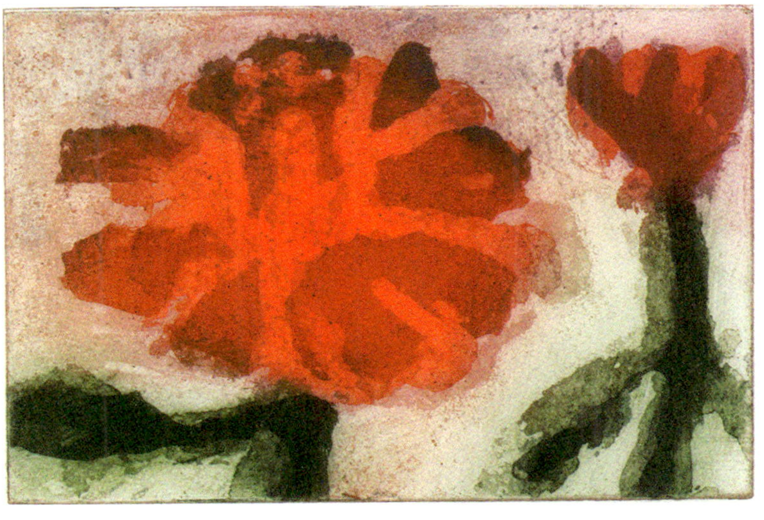

426

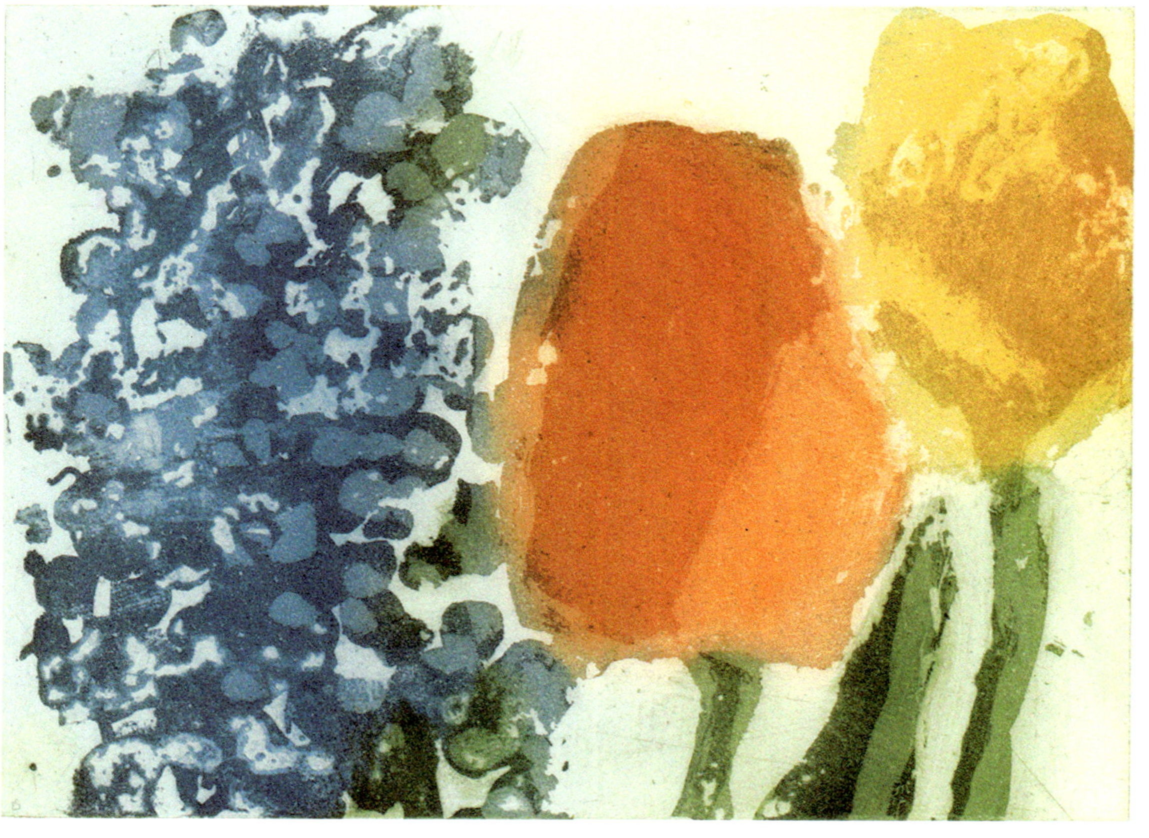

427

427 Vergißmeinnicht und Tulpen
Radierung (Aquatinta), 1999
11,5 x 16 auf 19 x 22 cm
Auflage 200, e.a. 12
14 Proben

427a Variante
Auflage 80, e.a. 12

428 Schneeglöckchen und
Vergißmeinnicht
Radierung (Aquatinta und
Kaltnadel), 1998
7,5 x 10 auf 14,5 x 15 cm
Auflage 200, e.a. 28
15 Proben

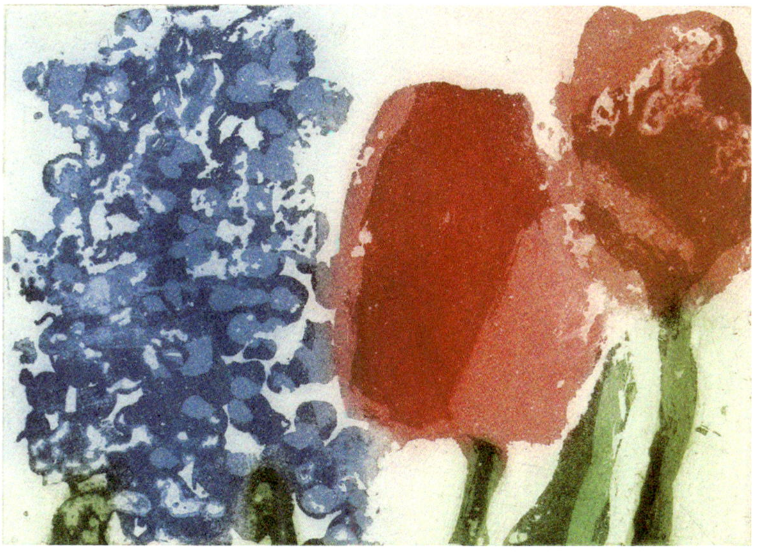
427a

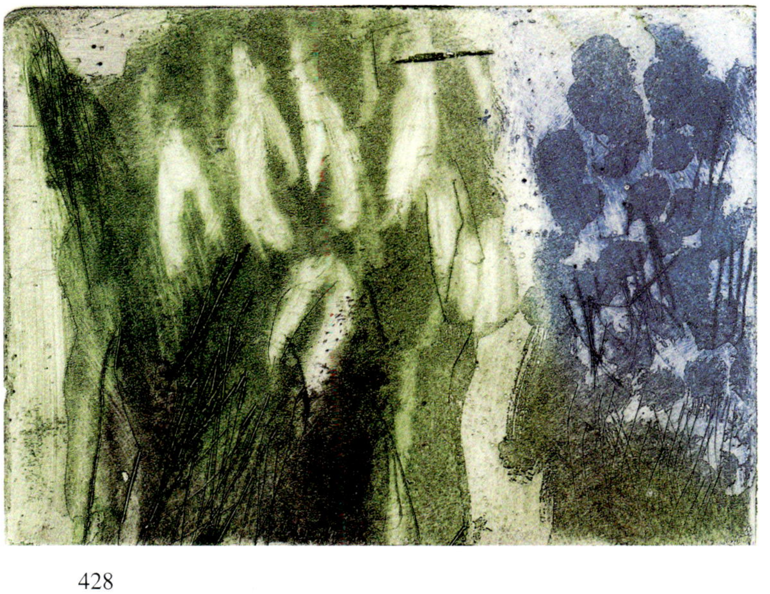
428

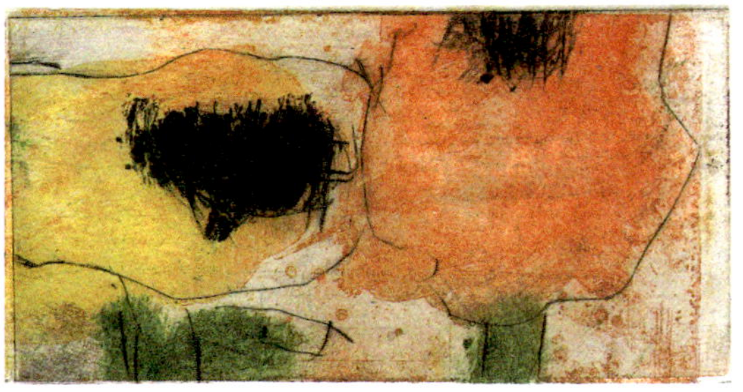

429a

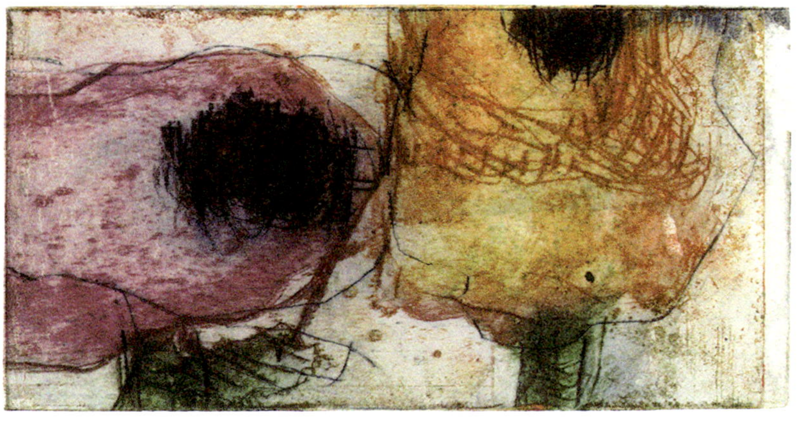

429

429 Anemonen
Radierung (Aquatinta und Kaltnadel), 1999
5,5 x 10,5 auf 14,5 x 15,5 cm
Auflage 200, e.a. 29
5 Proben

429a Probe/Variante

430 Rittersporn
Radierung (Aquatinta), 1998
42 x 48 auf 47,5 x 54 cm
Auflage 95, e.a. 22
14 Proben

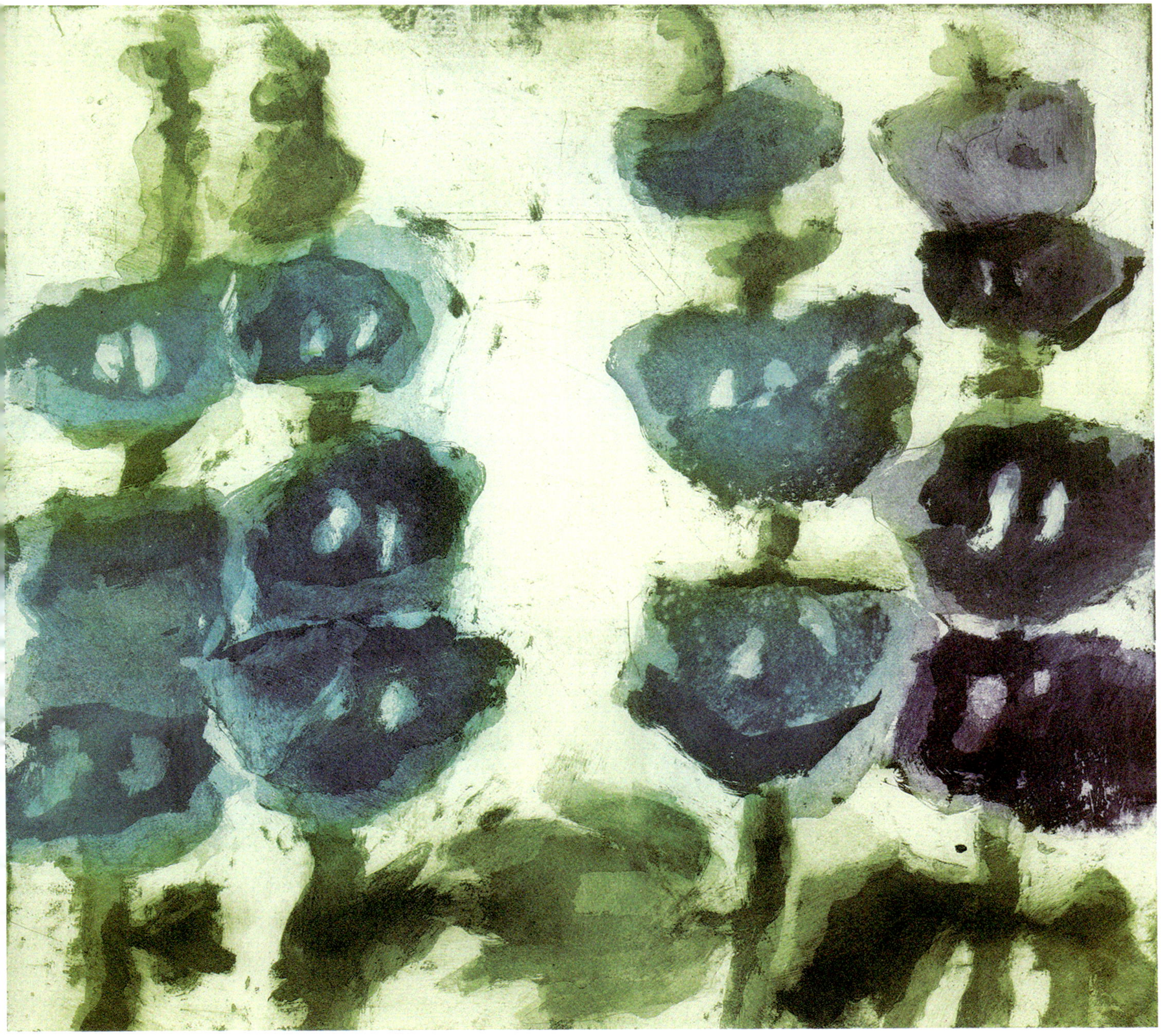
430

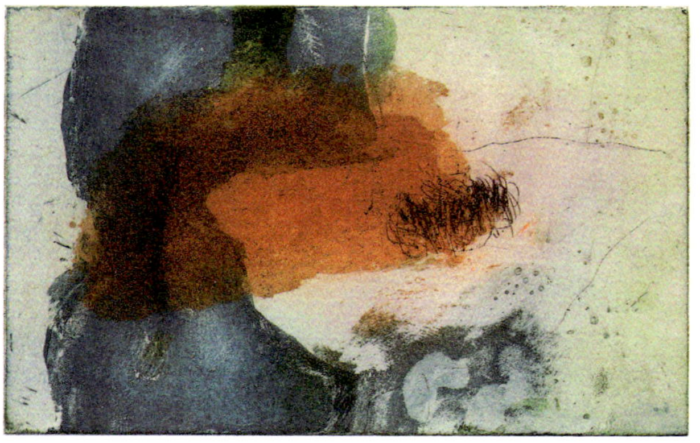

431a

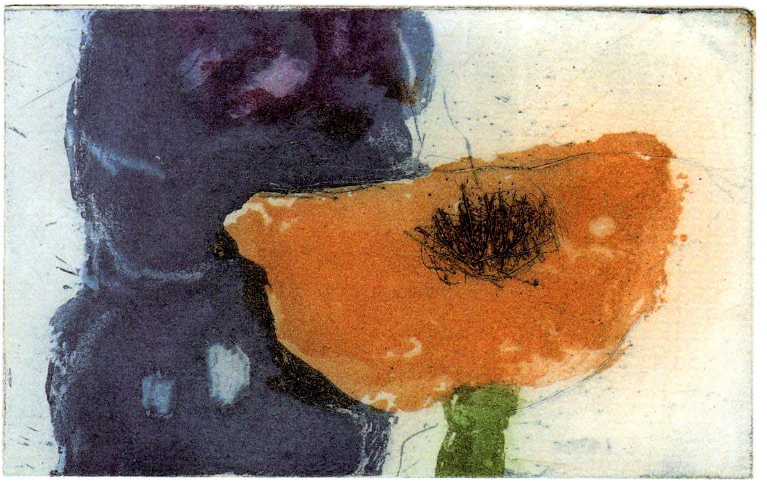

431

431 Rittersporn und Mohn
Radierung (Aquatinta und
Kaltnadel), 1998
7,2 x 11,5 auf 14,5 x 15 cm
Auflage 200, e.a. 28
8 Proben

431a Probe mit verwechselten Platten

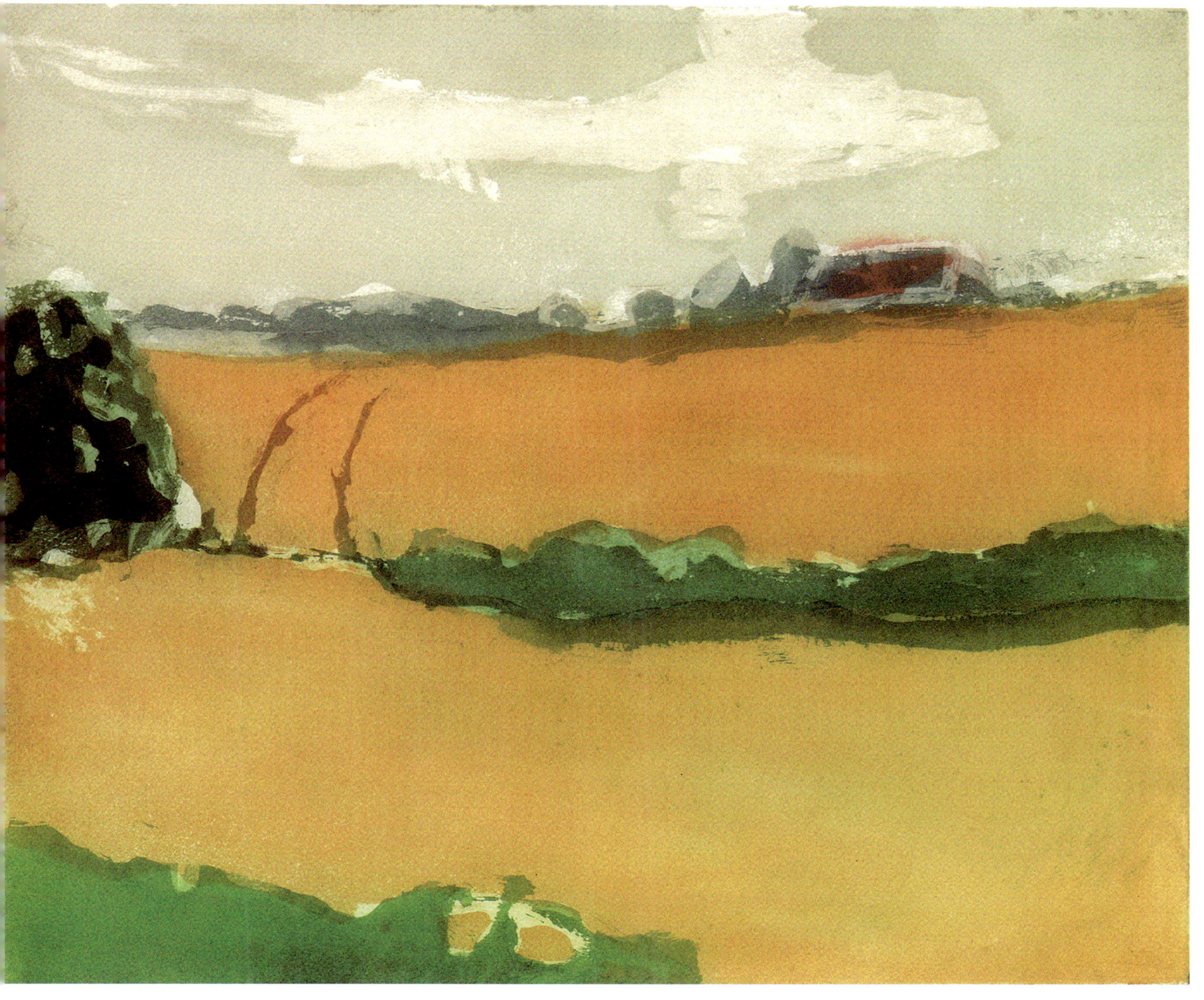

432

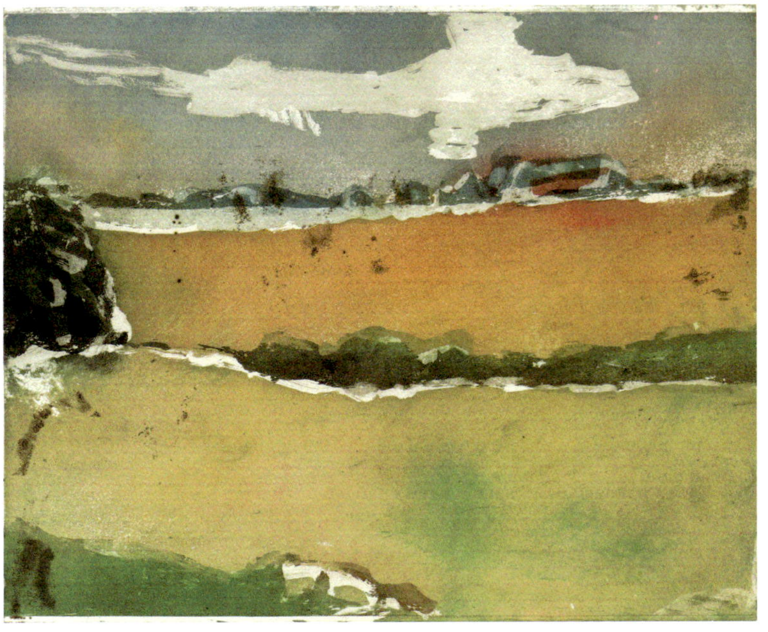

432a

432 Weizenfelder bei Goldhöft
Radierung (Aquatinta), 1998
39 x 47 auf 45,5 x 58 cm
Auflage 90, e.a. 10
14 Proben

432a Probe

433 Rittersporn
Radierung (Aquatinta), 1998
8,5 x 18 cm auf 15 x 23 cm
Auflage 200, e.a. 29
14 Proben

434 Osterglocken
Radierung (Aquatinta und Kaltnadel), 1998
6 x 10 auf 14,5 x 15 cm
Auflage 200, e.a. 20
8 Proben

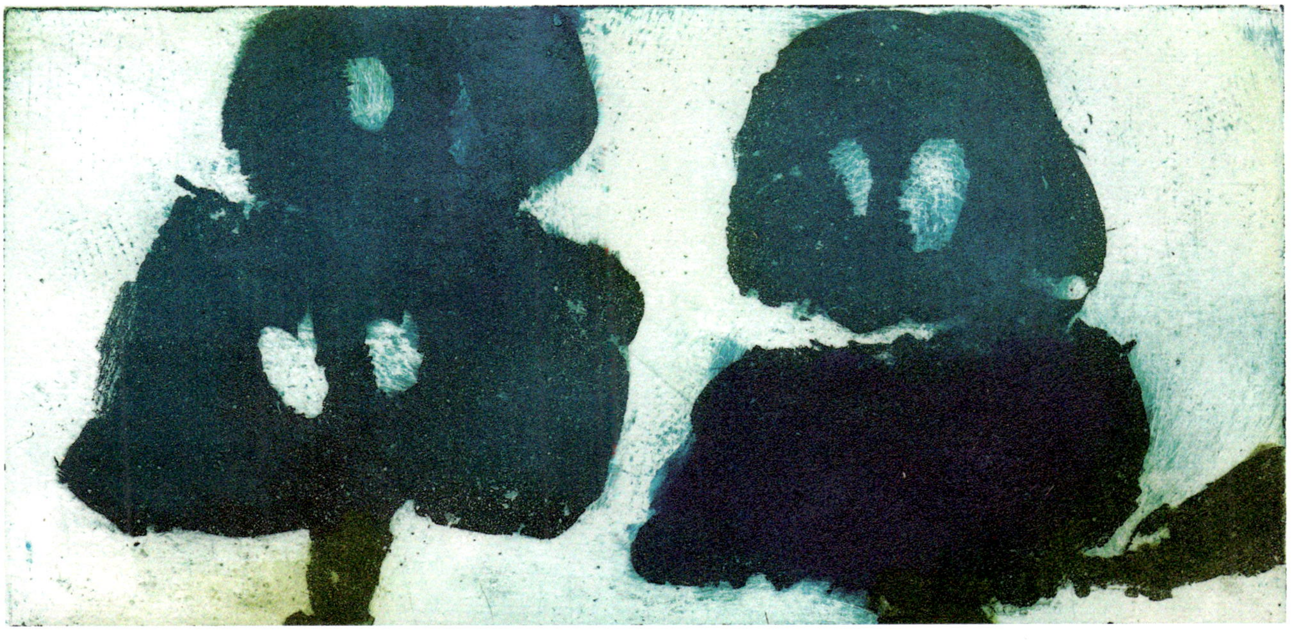

433

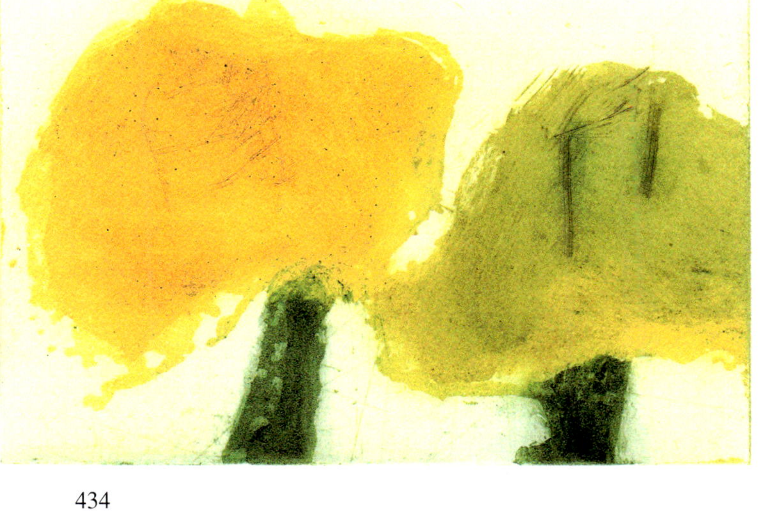

434

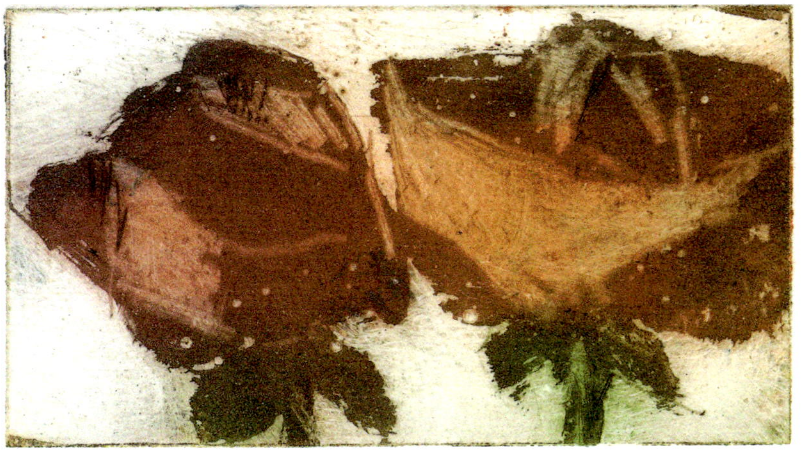

435a

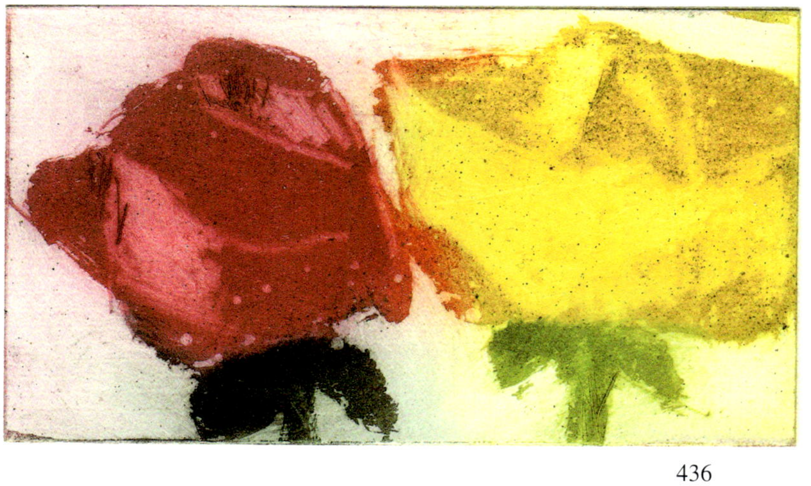

436

435 Rosen
Radierung (Aquatinta und Schabkunst), 1996
6 x 10,5 auf 14,5 x 15 cm
Auflage 200, e.a. 18
8 Proben

435a Probe in braun-rot

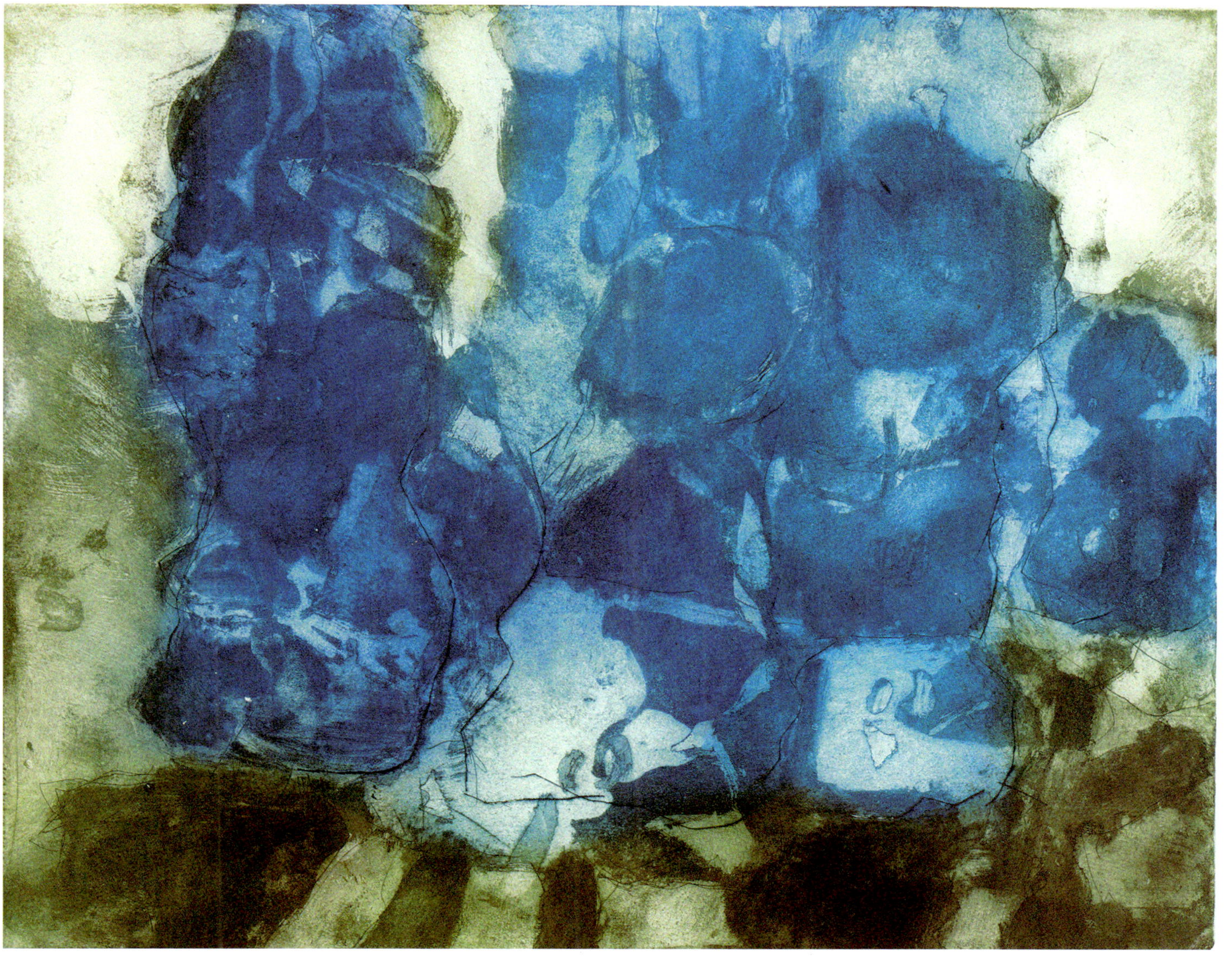

436

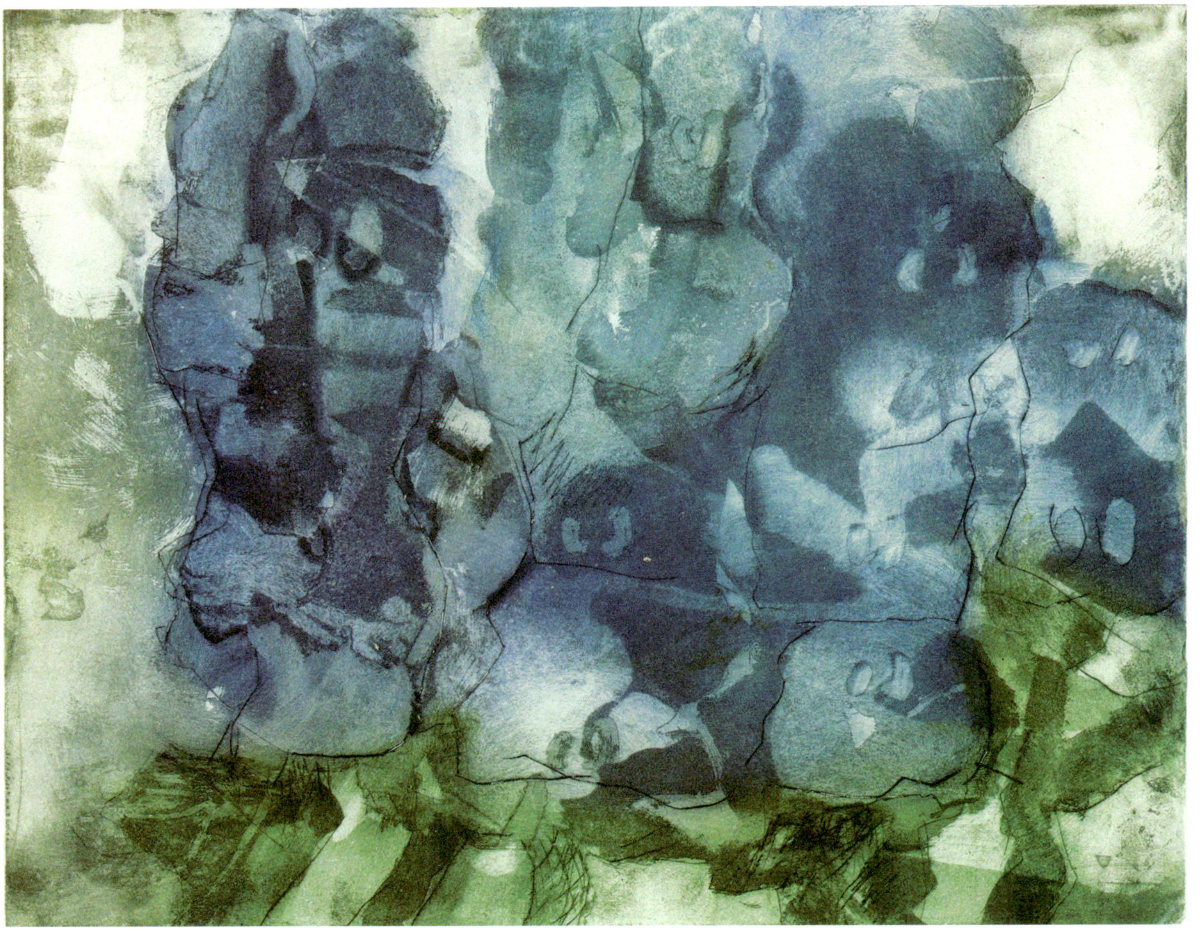

436a

436 Rittersporn
Radierung (Aquatinta und Kaltnadel), 1998
31 x 39,5 auf 40 x 48 cm
Auflage 200, e.a. 17
8 Proben

436a Probe

437 Raps bei Gelting
Linolschnitt, 1998
15 x 21 auf 21 x 26 cm
Auflage 200, e.a. 20
18 Proben

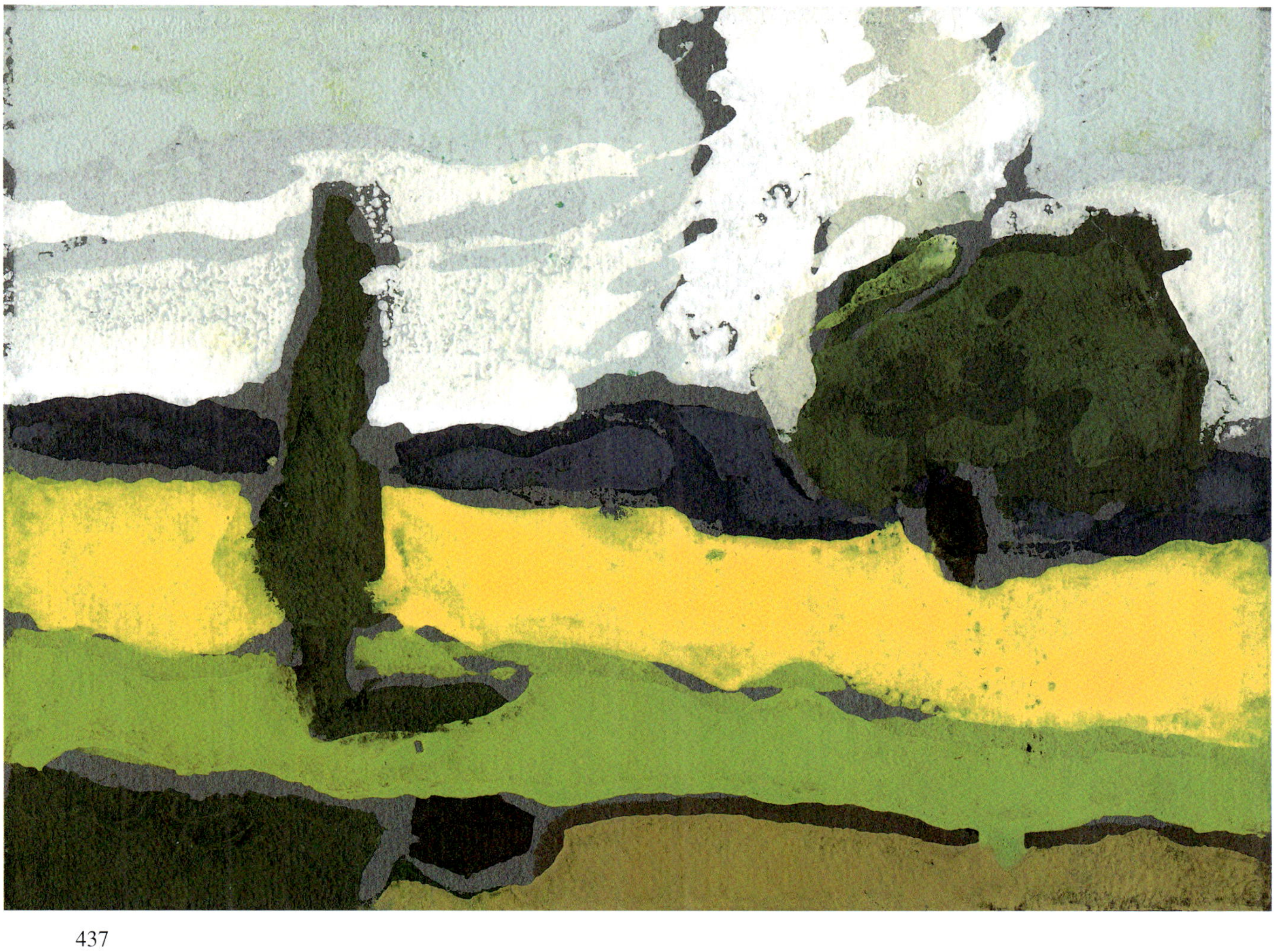

437

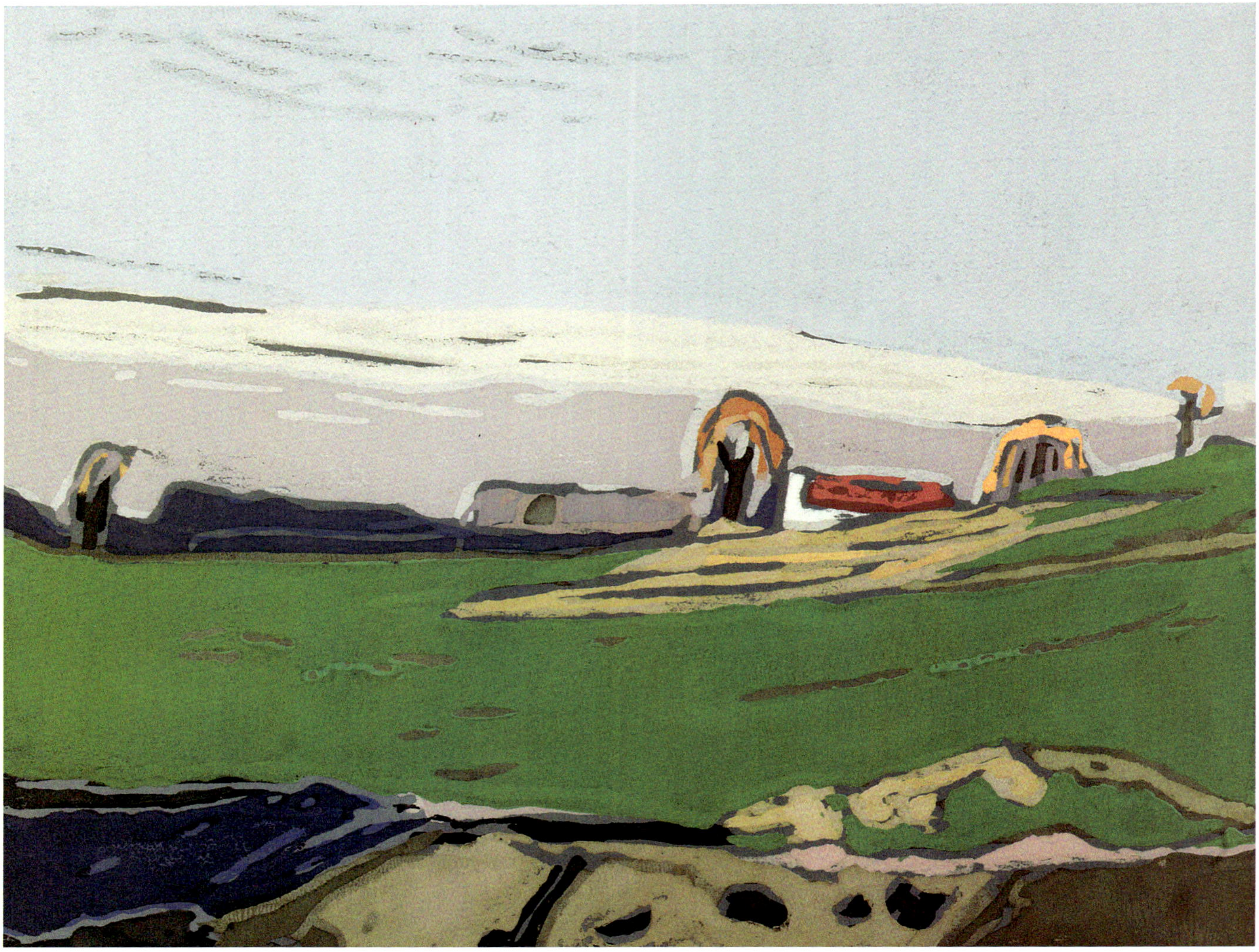

438

438 Frühjahr bei Bobeck
Linolschnitt, 1999
35,2 x 46,5 auf 42 x 51 cm
Auflage 95, e.a. 14
8 Proben

439 Rudbeckia und Margeriten
Linolschnitt, 1998
32 x 38 auf 39 x 48 cm
Auflage 120, e.a. 28
12 Proben

439a Probe mit Übermalung

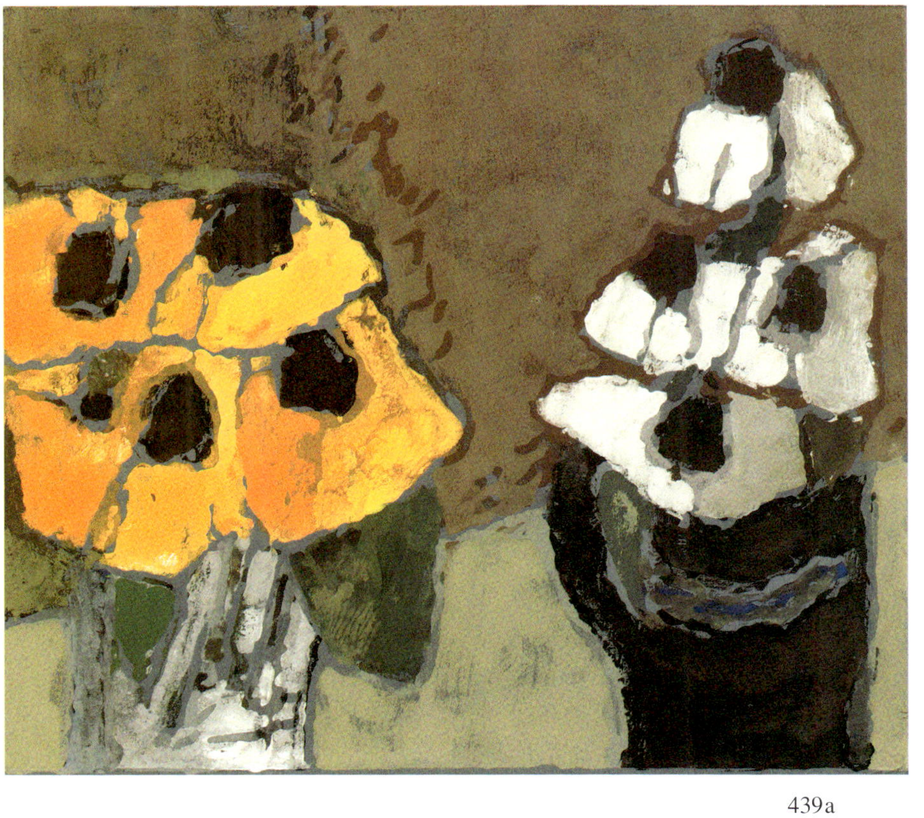

439a

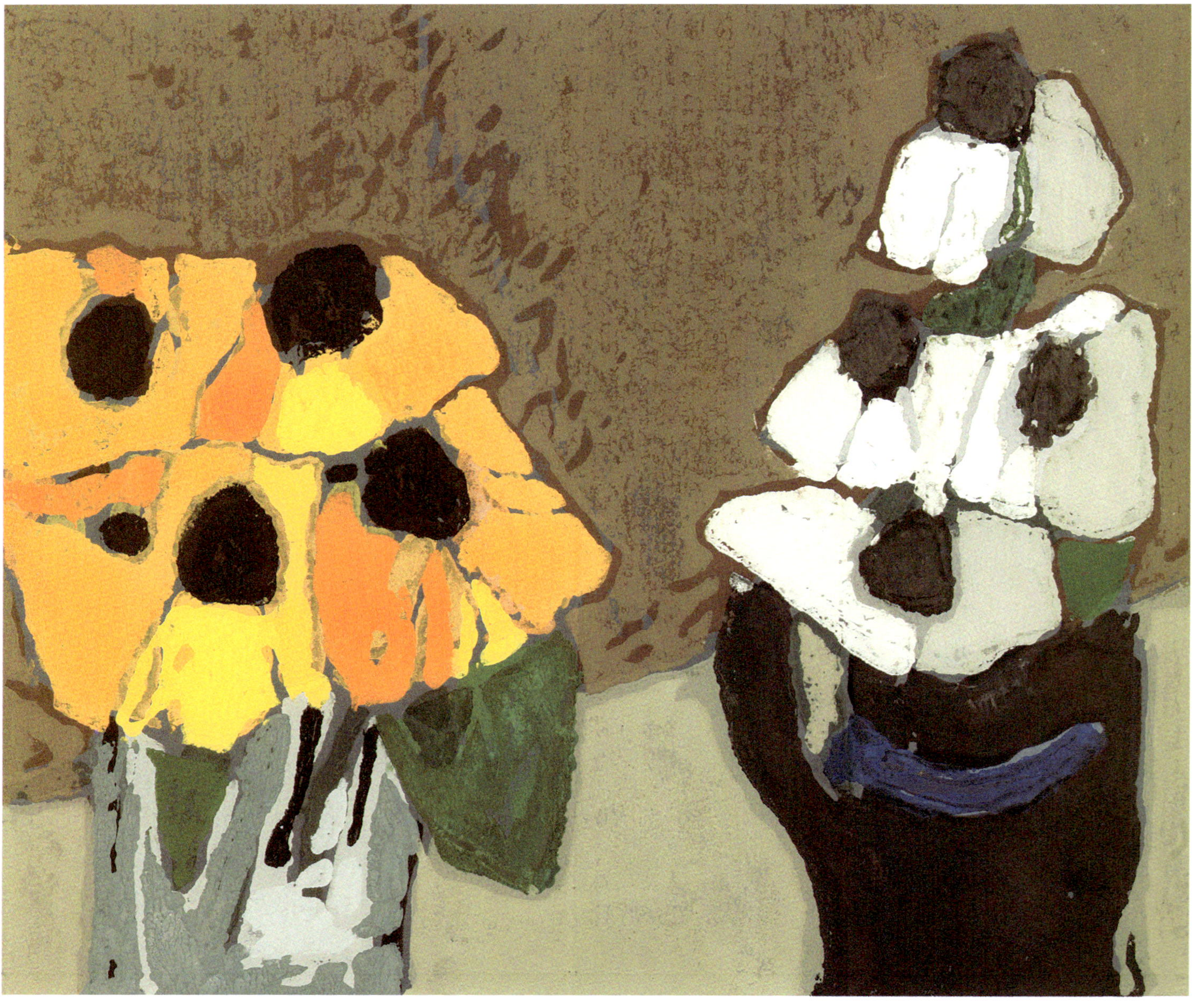

439

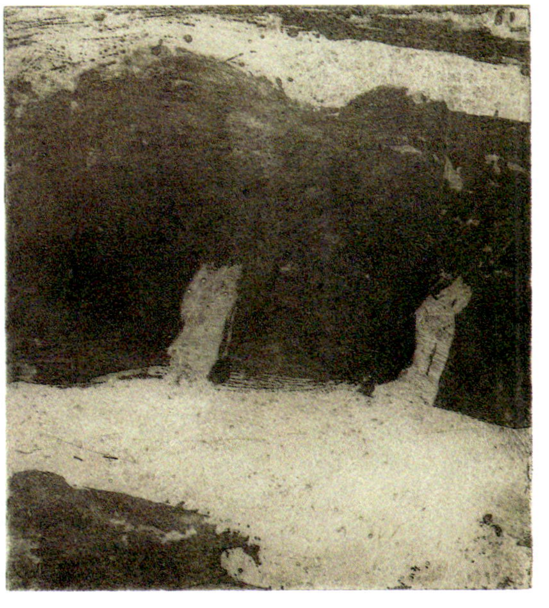

440a

440 Weizen vor Kastanien
Radierung (Aquatinta und
Kaltnadel), 1999
14,5 x 13 auf 17 x 19 cm
Auflage 80, e.a. 9
6 Proben

440a Platte im Zustand der Aquatinta,
schwarz-weiß

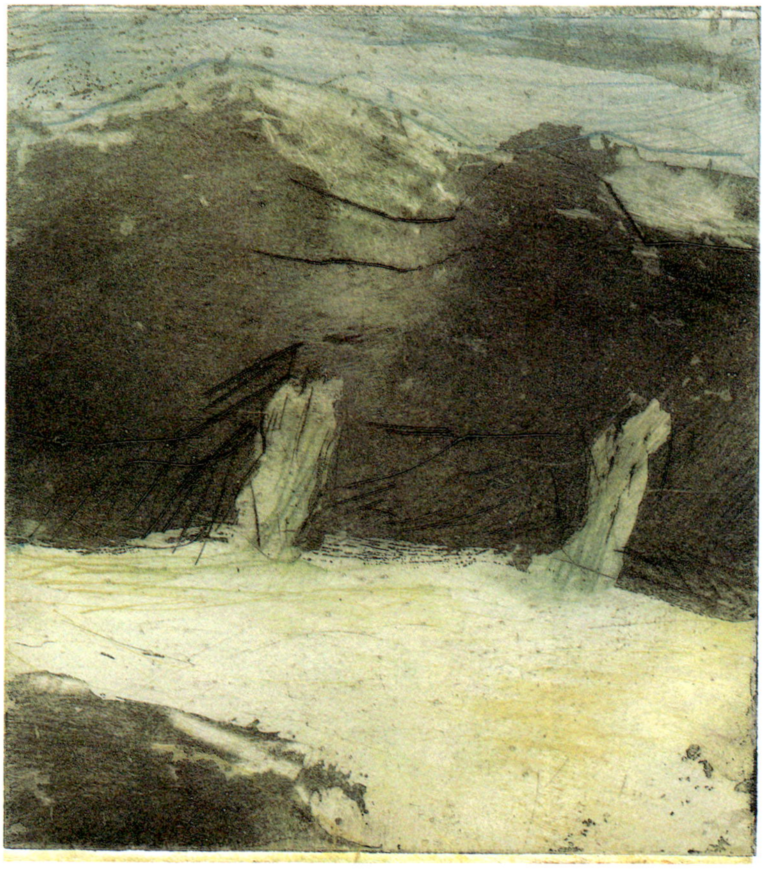

440

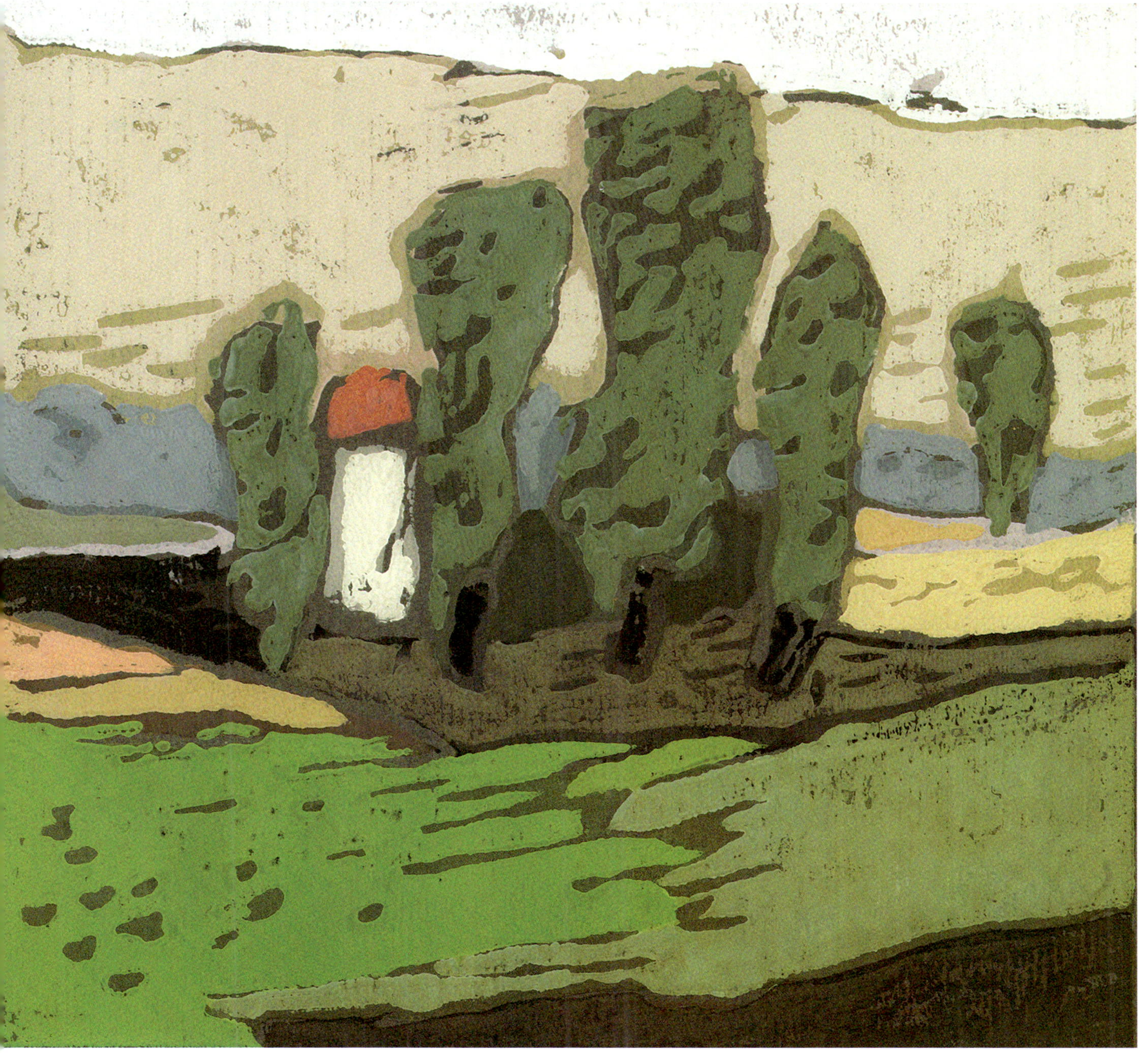

441

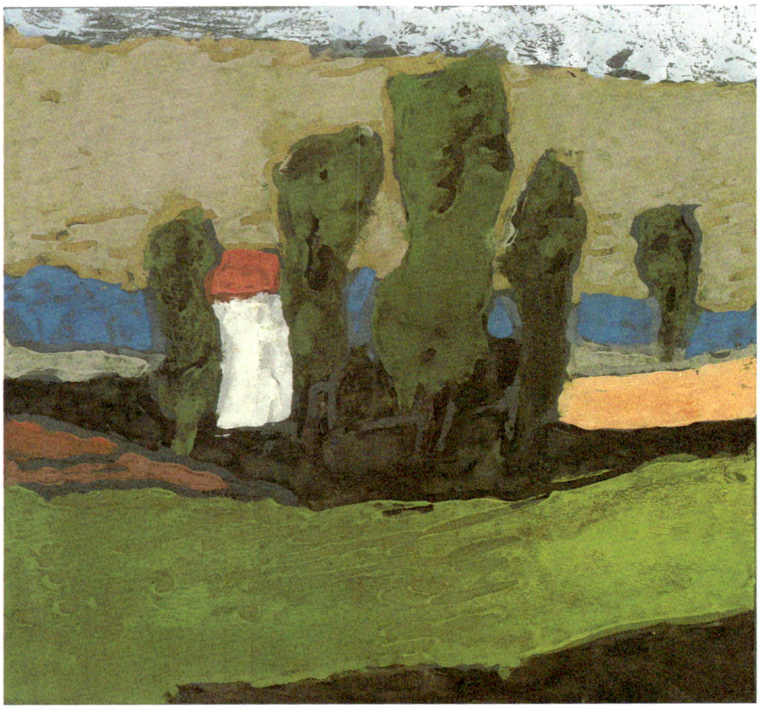

441a

441 Nordschau
Linolschnitt, 1999
28 x 30 auf 33 x 38 cm
Auflage 60, e.a. 16
14 Proben

441a Probe mit Übermalungen

442 Margeriten
Linolschnitt, 1999
42 x 52,5 auf 50 x 57 cm
Auflage 95, e.a. 12
14 Andrucke

443 Tulpe und Vergißmeinnicht
Radierung (Aquatinta), 1999
15 x 19,8 auf 21 x 26 cm
Auflage 200, e.a. 20
8 Proben

443a Probe mit Übermalung

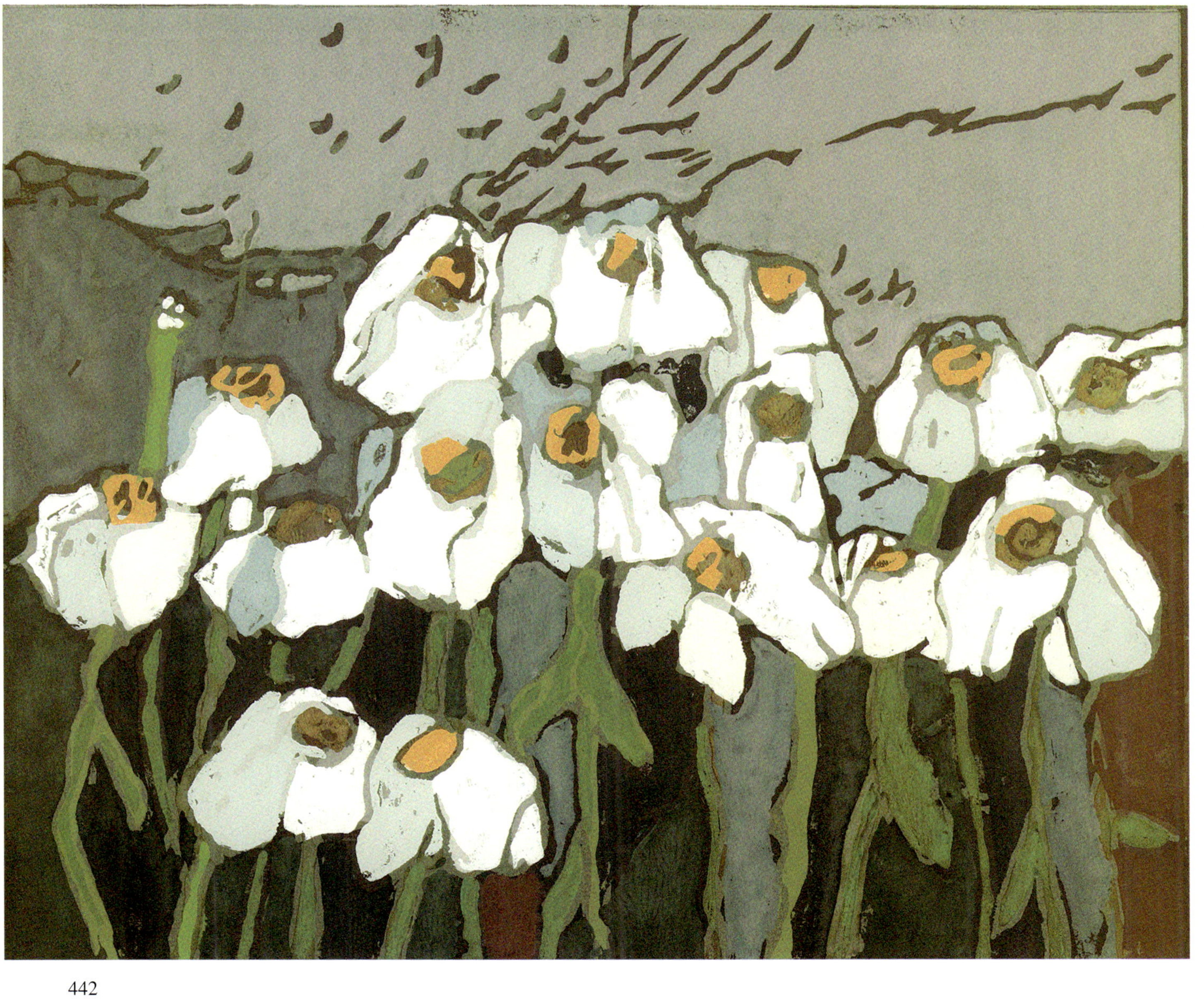

442

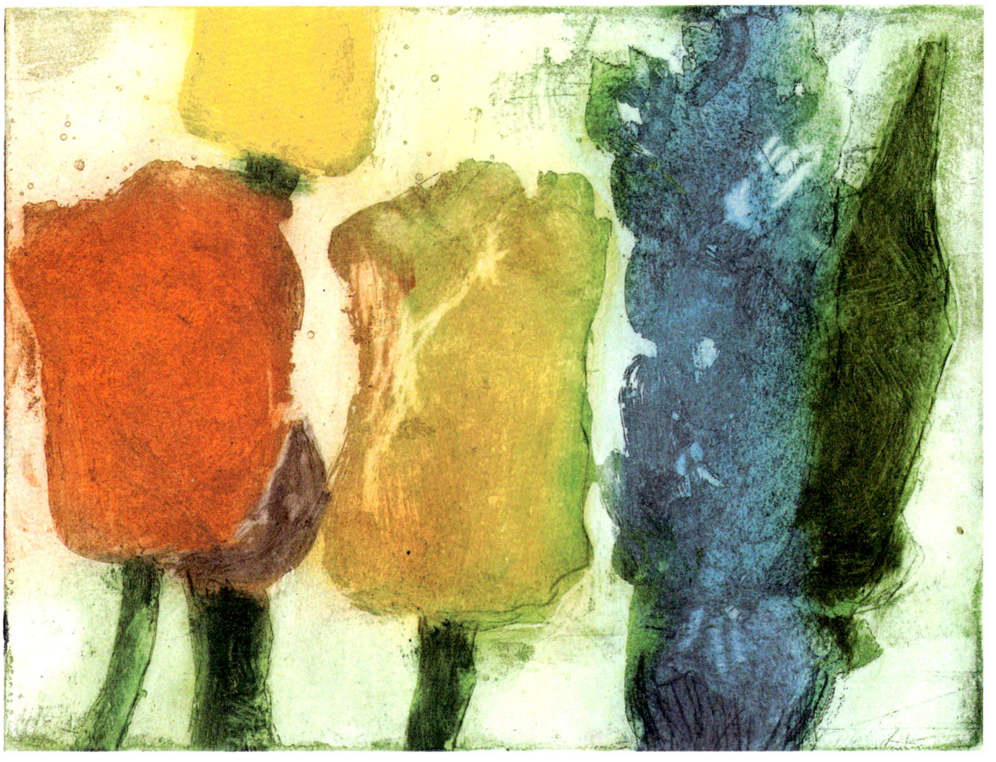

443

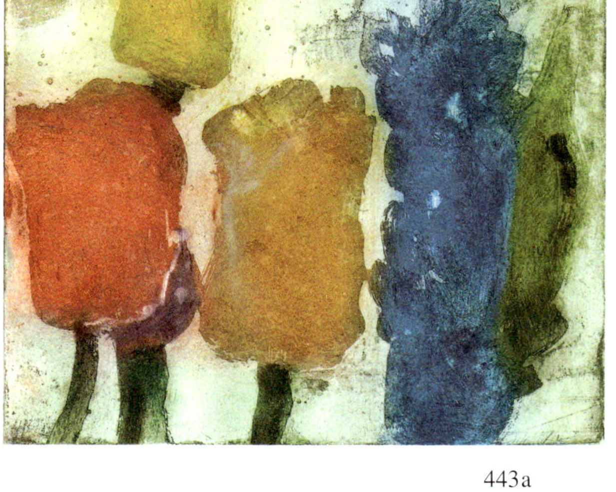

443a

444 Beveroe
Lithografie, 2000
34,5 x 45 auf 46 x 57 cm
Auflage 60, e.a. 4
8 Proben

444a Mit zwei Farben gedruckt
Auflage 10

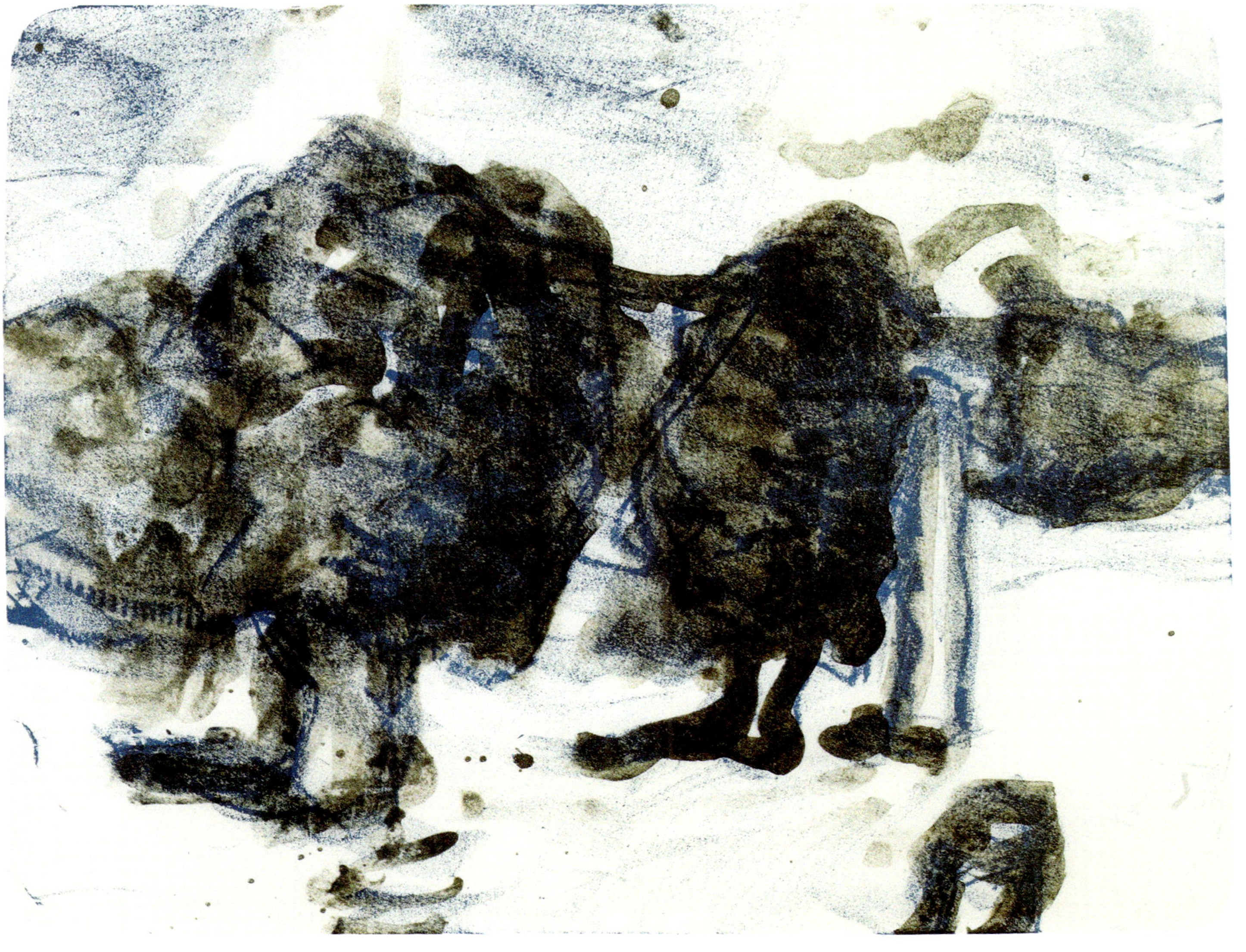

444a

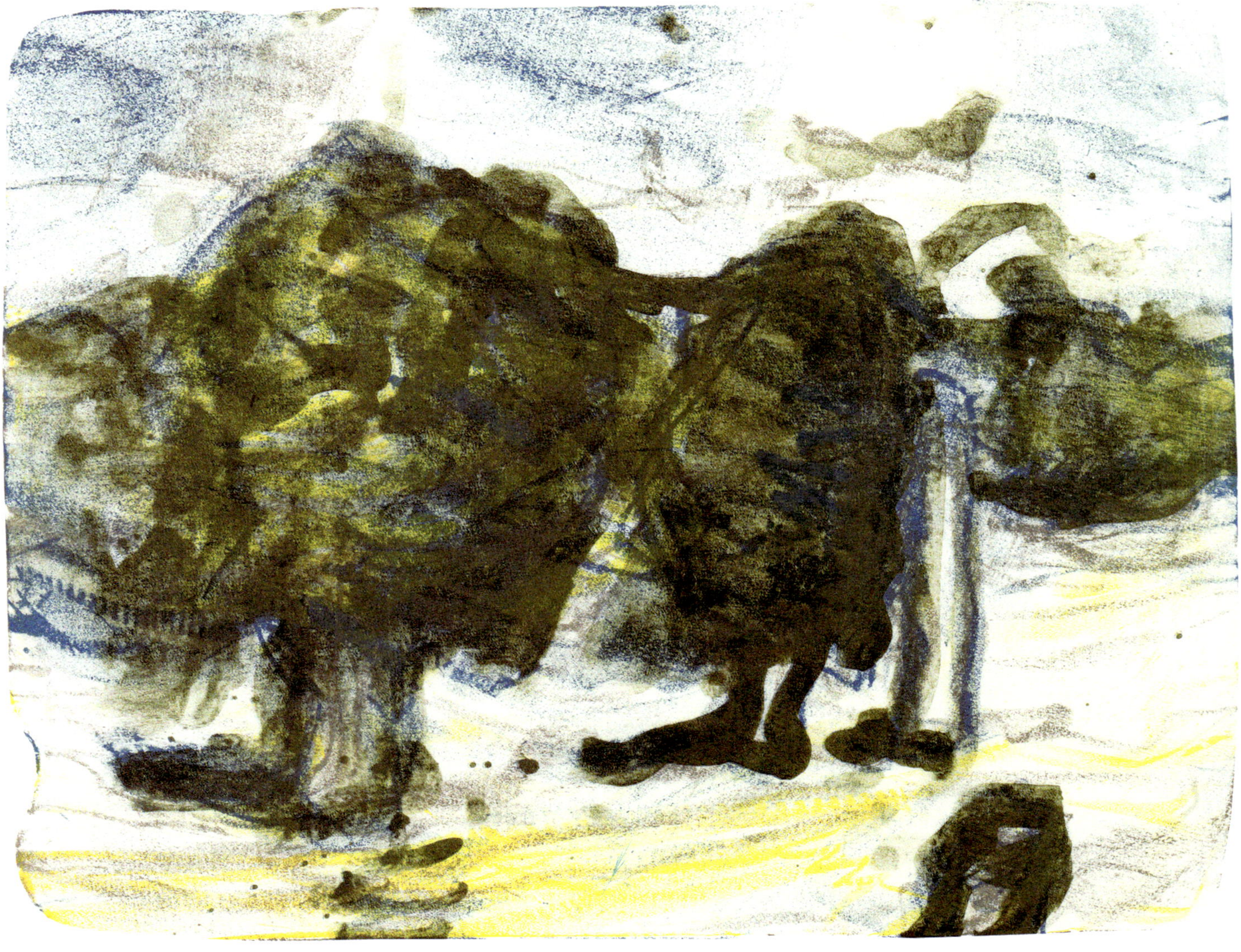

444

445 Kalendula
Radierung (Aquatinta und Kaltnadel), 1999
Auflage 80, e.a. 12
12 Proben

445a Probe in gelb

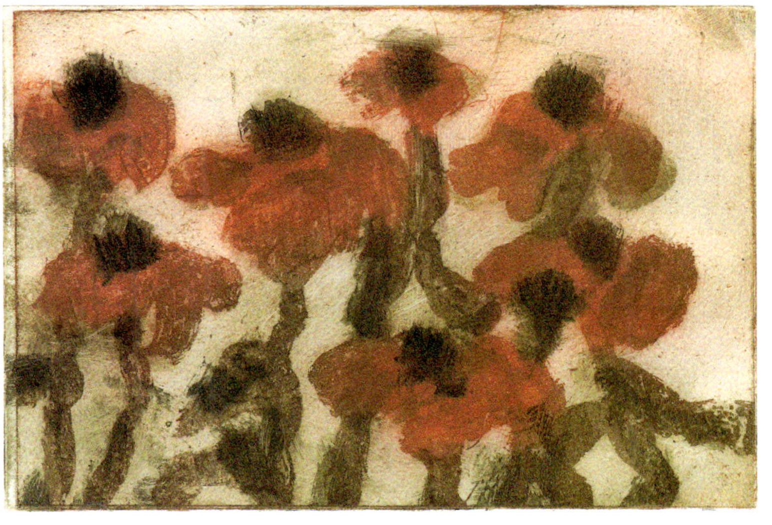

445

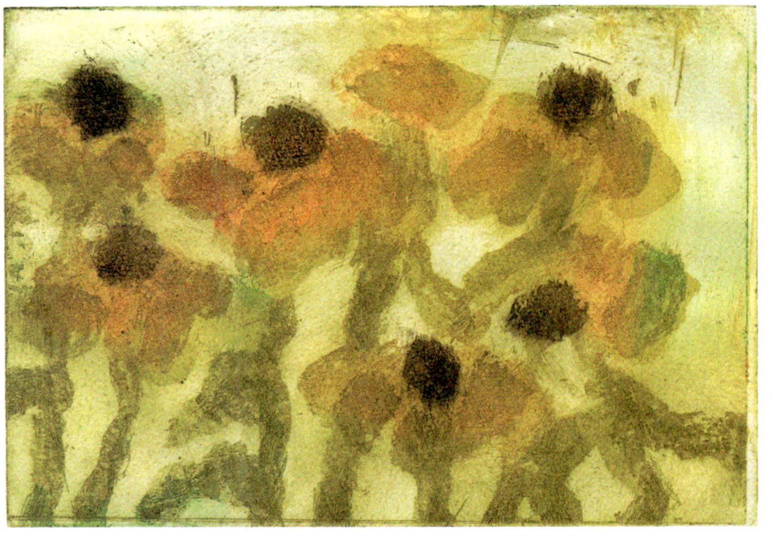

445a

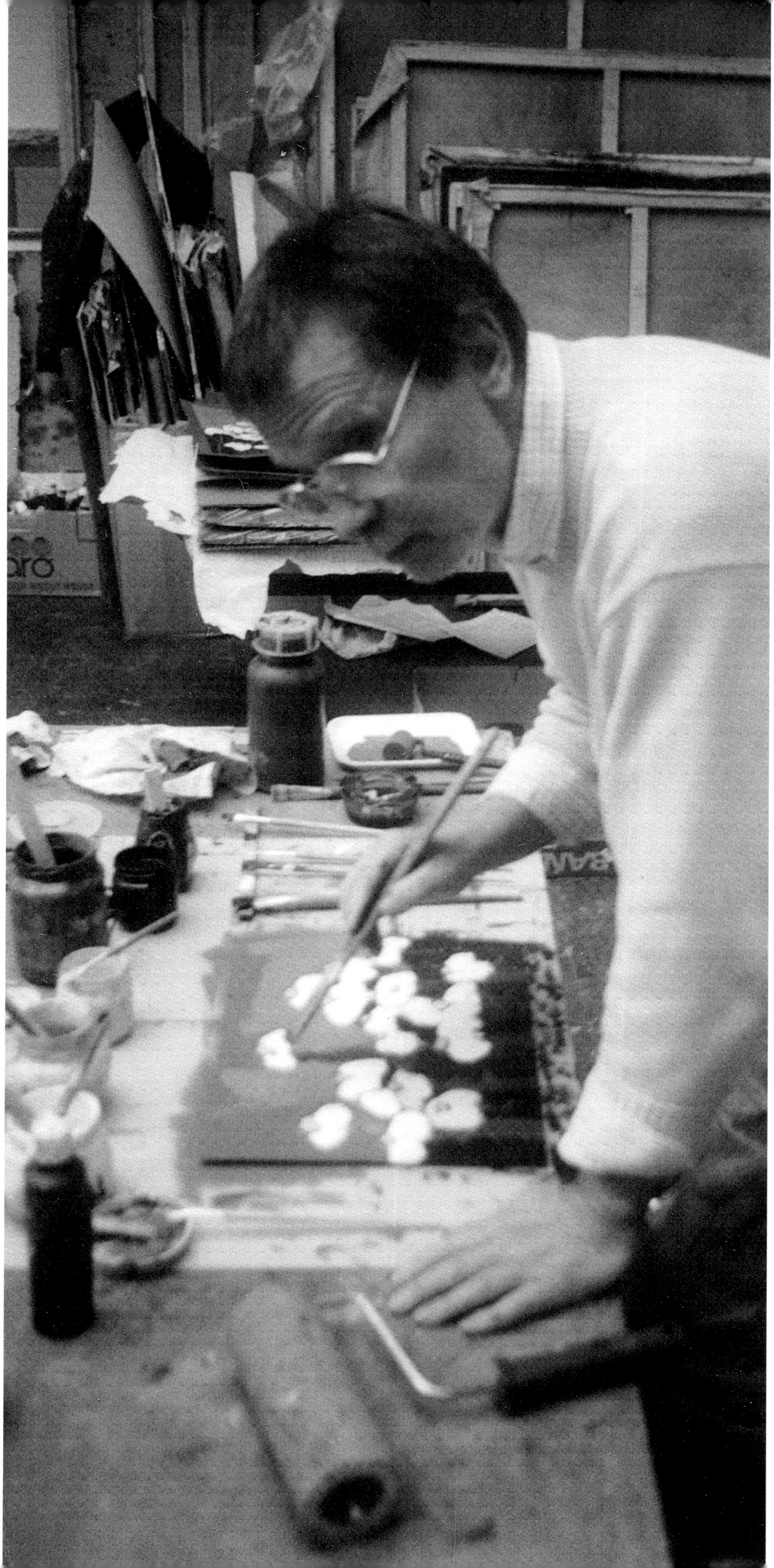

Der Drucker
Karl-Heinz Dörr
in Gelting.

Von den druckgrafischen Techniken

Schon das Wort Radierung kann Mißverständnisse hervorrufen. Unwillkürlich vermutet der Laie, dabei müsse ein Radiergummi im Spiel sein muß und nur zögernd akzeptiert er schließlich, daß mit einer „Radierung" ein Druck von einer Kupfer- oder Zinkplatte gemeint ist. Aber eine gewisse Verbindung besteht, denn das Radiermesser, mit dem einst die Flecken vom Papier geschabt wurden, gab dem ganzen Metier wohl ursprünglich seinen Namen. Die Radiernadel, ein spitzer Stift aus Stahl, die aus diesem Radiermesser entstand, ist das wichtigste Werkzeug des Radierers. Mit ihr kratzt er in das weiche Kupfer, eine Technik die „Kalte Nadel" oder - moderner: „Kaltnadel" genannt wird. So denkbar einfach – fast zu einfach – das uns auch anmutet, so positiv überraschend kann das Ergebnis sein. Denn in der Radierung bekommt der Künstler etwas geschenkt; selbst der wirrste Versuch sieht auf dem späteren Druck immer noch nach was aus. Die Radierung druckt nämlich einen durchgehenden Plattenton, und jeder Strich hat einen weichen Außenrand, der Tiefe und sogar Raffinesse suggeriert. Eine Zeichnung in gleicher Art würde niemals diese Wirkung haben.

Bestreicht man die Kupferplatte mit Wachs oder Asphaltlack und zieht mit der Radiernadel Linien darüber, legt selbige dann in Eisenchlorit – etwa eine viertel Stunde lang, – so weist die Platte danach an jenen Stellen Rillen auf, die fabelhaft drucken: Das ist dann eine „Strichätzung", die wohl meist angewandte Form der Radierung.

Bestäubt man die besagte Kupferplatte aber mit einem Asphalt, brennt diesen fest, legt die Platte genau wie bei der Strichätzung eine Zeit lang in Säure, entstehen zwischen den Asphaltpunkten vertiefte Zwischenräume, die eine, je nach Ätzdauer, graue bis tiefschwarze Fläche drucken – und das ist die berühmte „Aquatinta". Sie druckt das dunkelste Schwarz, welches es in der Druckgrafik gibt.

Bewalzt der Grafiker die Platte mit einem Gemisch aus Bienenwachs und Harz, legt ein saugendes Papier darüber und zeichnet mit einem Bleistift ganz normal darauf, entnimmt das Papier aus dem Grund eine punktierte Linie, die, wiederum geätzt und gedruckt, ziemlich einem Bleistiftstrich ähnelt, und diese Technik wird „Vernis Mou" genannt.

Nimmt der Künstler eine schwarze Aquatinta-Platte und schabt mit einem Messer oder einem dreikantigen Schaber einige Stellen heller, ist das die Technik der „Schabkunst", unter Kennern auch „Mezzotinto" genannt.

Die Lithografie ist schwieriger. Sie wird von einem flachen, nassen Kalkstein gedruckt, der hauchfeine Kapillare aufweist, die das Gummiarabikum und das Wasser halten. Wo der noch trockene Stein mit einer fettigen Tusche oder Kreide bezeichnet wurde, nimmt er auch im nassen Zustand die ölige, Wasser abstoßende Farbe an. Und umgekehrt da, wo der offene Stein mit Wasser getränkt ist, kann die fettige Farbe nicht haften. Das ist das einfache Verfahren, welches aber, im Detail, leider viel komplizierter ist. Vor allem, wenn die gewünschten Ergebnisse sich nicht einstellen, wird die Lithografie zu einem Mysterium. Im Gegensatz zur Radierung bekommt der Künstler hier wenig geschenkt, denn Litho druckt keinen Plattenton und die Linien haben keinen „Hof". Dafür lädt die Lithografie zum großzügigen Malen ein. In keiner druckgrafischen Technik kann man so malerisch arbeiten. Tusche kann eingesetzt werden, wie bei einem Aquarell, mit allen Lasuren: der Stein wird es leicht und lasierend drucken. Es kann geschabt werden, im Tuschgrund mit Lithokreide gezeichnet werden, und es kann, das ist ein enormer Vorteil, schnell gedruckt werden, schnell wie sonst in keiner Disziplin der schwarzen Kunst.

Als letztes möchte ich den Hochdruck beschreiben. Es kann sich, wie in den vorhergehenden Ausführungen, auch hier nur um einen Fingerzeig handeln, ist doch die Materie schier unendlich. Die Erfahrungen, die unter Druckern ausgetauscht werden, sind so unerschöpflich, daß ein Buch dafür kaum reichen würde.

Holzschnitte oder Holzstiche habe ich nie geschnitten, kann somit hierüber nichts berichten, aber im Linolschnitt fand ich eine Möglichkeit, mich auszudrücken. Eine Erklärung, wie es gemacht wird, dürfte nicht nötig sein, hat doch fast jeder sich in dieser Technik schon einmal versucht. Was ich fand, war die Faszination des nochmaligen Überdruckens, der Reiz des Haptischen, der erst mit dem Drucken von zwei Linoleumplatten gelingt. Auch hier liegt ein kleines, einfaches Geheimnis darin, daß die zweite Platte die Hebelrinnen der ersten überdruckt und somit das Geflecht der Linien gestört wird. Außerdem ist es auf diese Weise möglich, an manchen Stellen fast die malerische Wirkung einer Gouache zu erreichen. Das Anmischen der Farben bleibt eines der schwierigsten Probleme: Dreißig bis vierzig verschiedene Abmischungen sind für ein Blatt nötig. Die Wirkung der ersten Drucke ist meist enttäuschend. Nur langsam, von Druck zu Druck verbessernd, komme ich, in Zusammenarbeit mit dem Drucker, an den dann endlich fertigen Linolschnitt heran. Tagelang geht es um Nuancen, die wir ausdiskutieren und ausprobieren.

Berlin, im März 2000
Klaus Fußmann

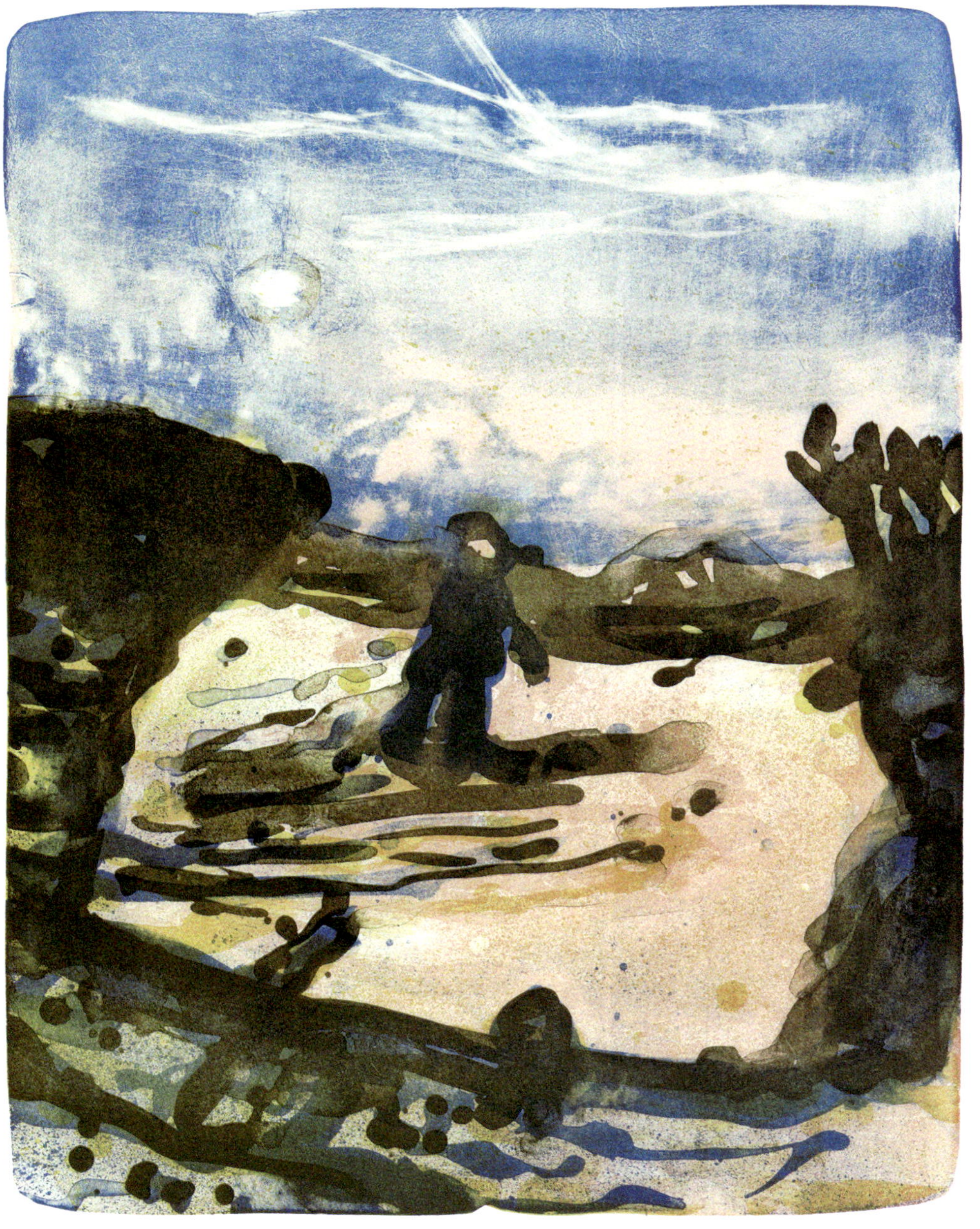

446

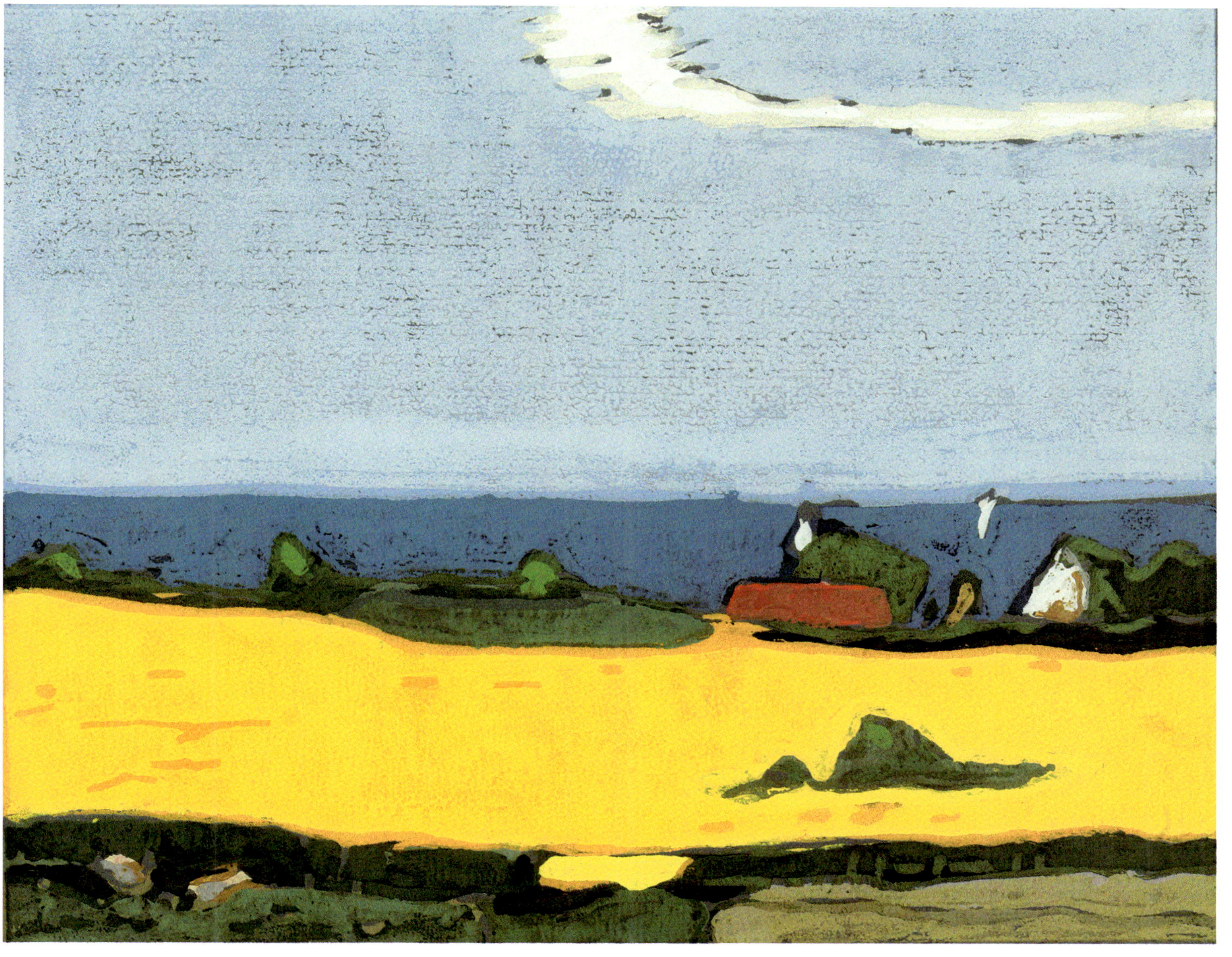

447

446 Der Garten im Frühjahr mit B.
Lithografie, 2000
52 x 42 auf 66 x 49 cm
Auflage 60, e.a. 4
3 Andrucke

447 Raps vor Ostsee bei
Ohrfeldhaff
Linolschnitt, 1999
32,5 x 42,5 auf 39 x 47 cm
Auflage 95, e.a. 16
6 Proben

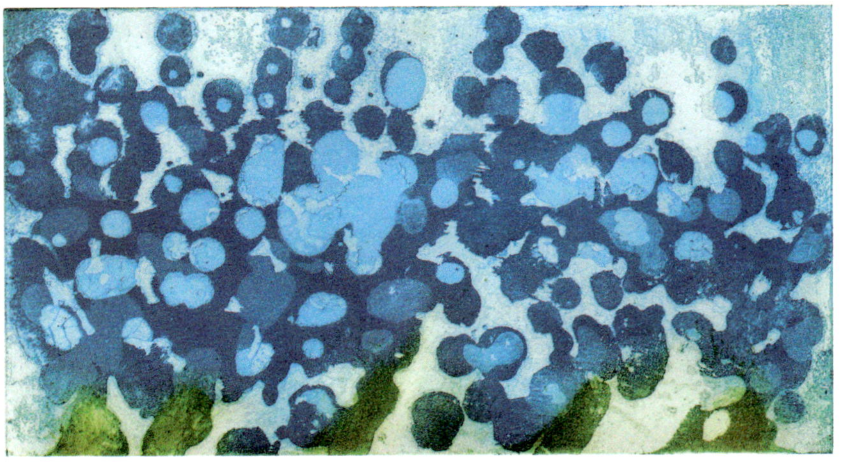

448a

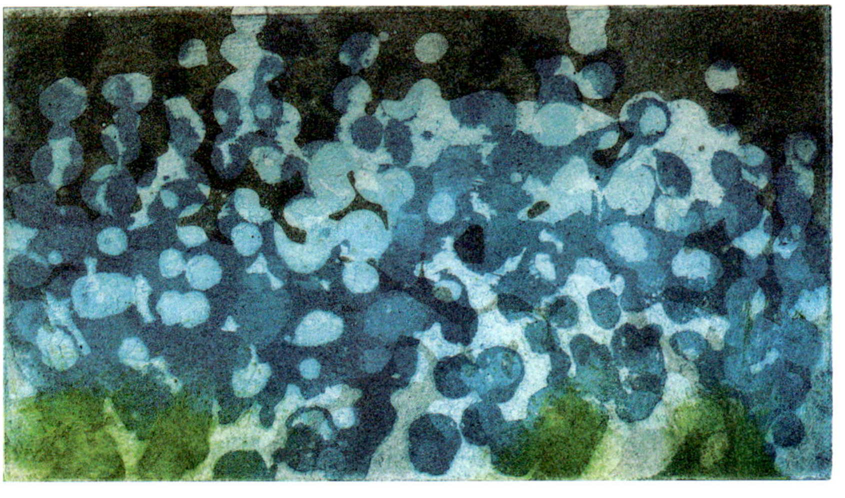

448

448 Vergißmeinnicht
Radierung (Aquatinta), 1998
6,5 x 11,2 auf 14,5 x 15 cm
Auflage 200, e.a. 12
4 Proben

448a Variante von einer Platte
Auflage 120, e.a. 5

449 Christstern und Rudbeckia
Linolschnitt, 1998
41,5 x 52 auf 48 x 57,5 cm
Auflage 95, e.a. 19
8 Proben

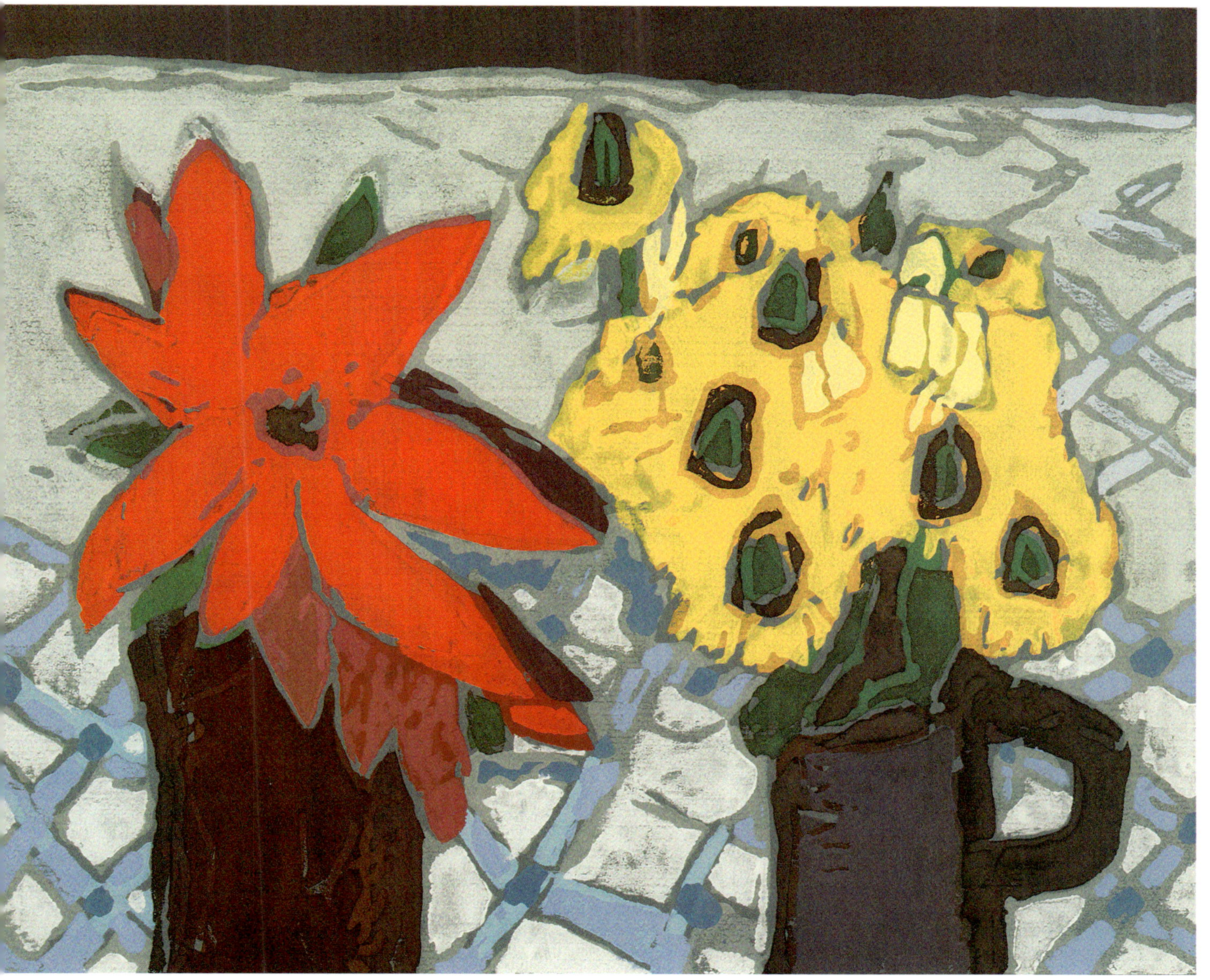

449

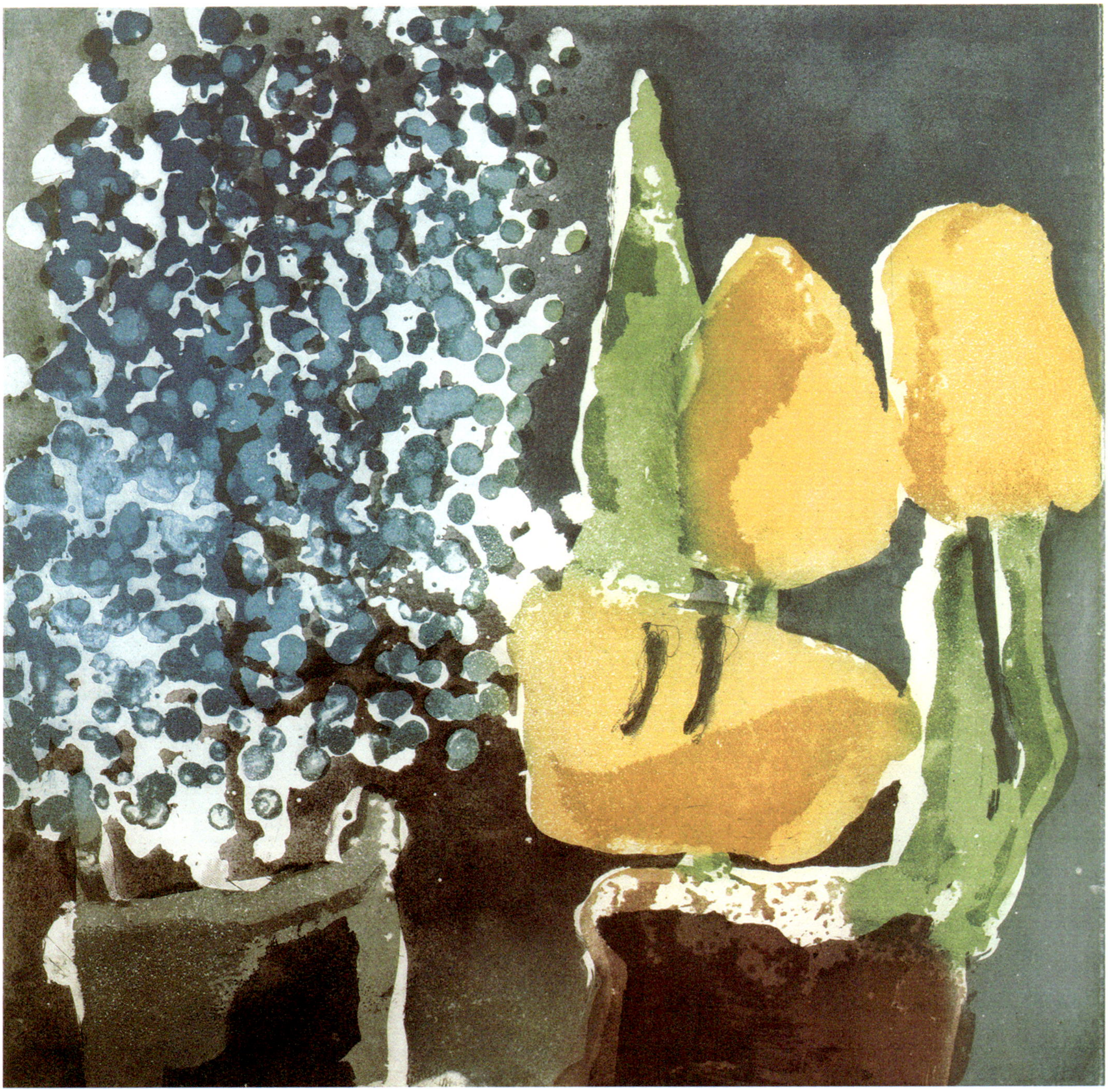

450

450 Vergißmeinnicht und Tulpen
Radierung (Aquatinta), 1998
36,5 x 37 auf 48 x 57 cm
Auflage 80, e.a. 18
7 Proben

451 Stilleben mit Bronzekopf
Radierung (Aquatinta und
Kaltnadel), 1999
40 x 44 auf 48 x 50 cm
Auflage 80, e.a. 12
8 Proben

451a Andruck von einer Platte in braun
Auflage 20

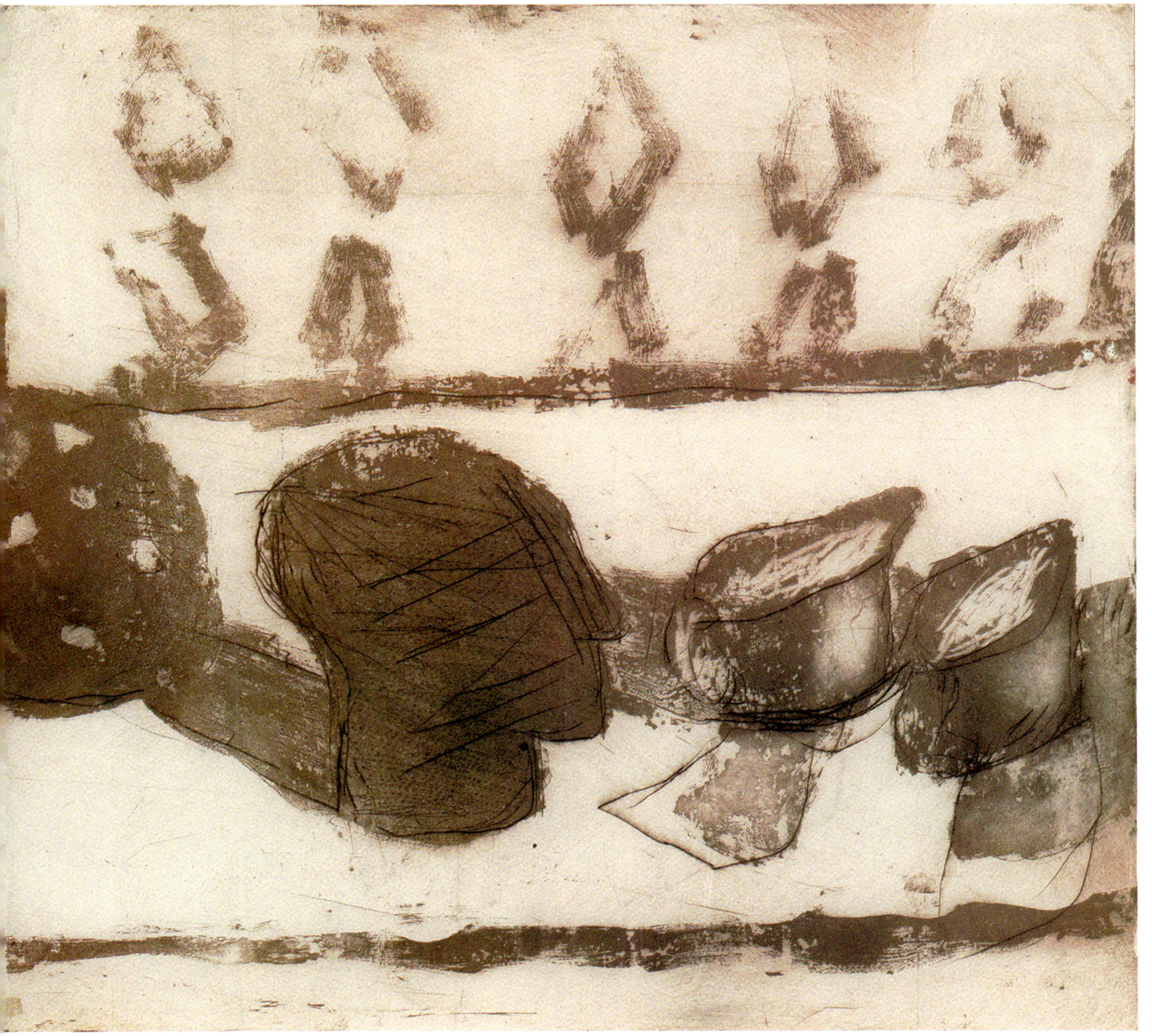

451a

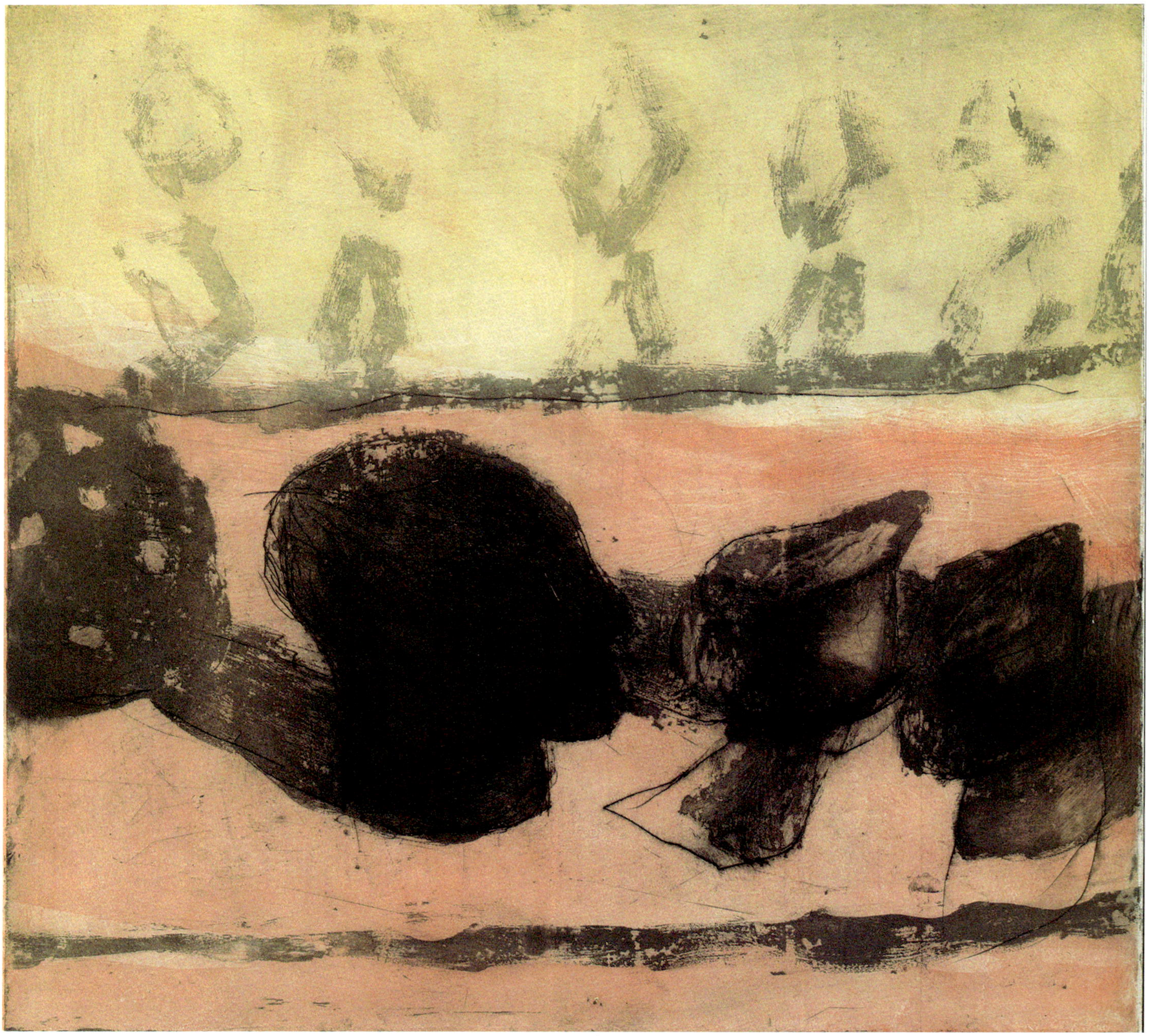

451

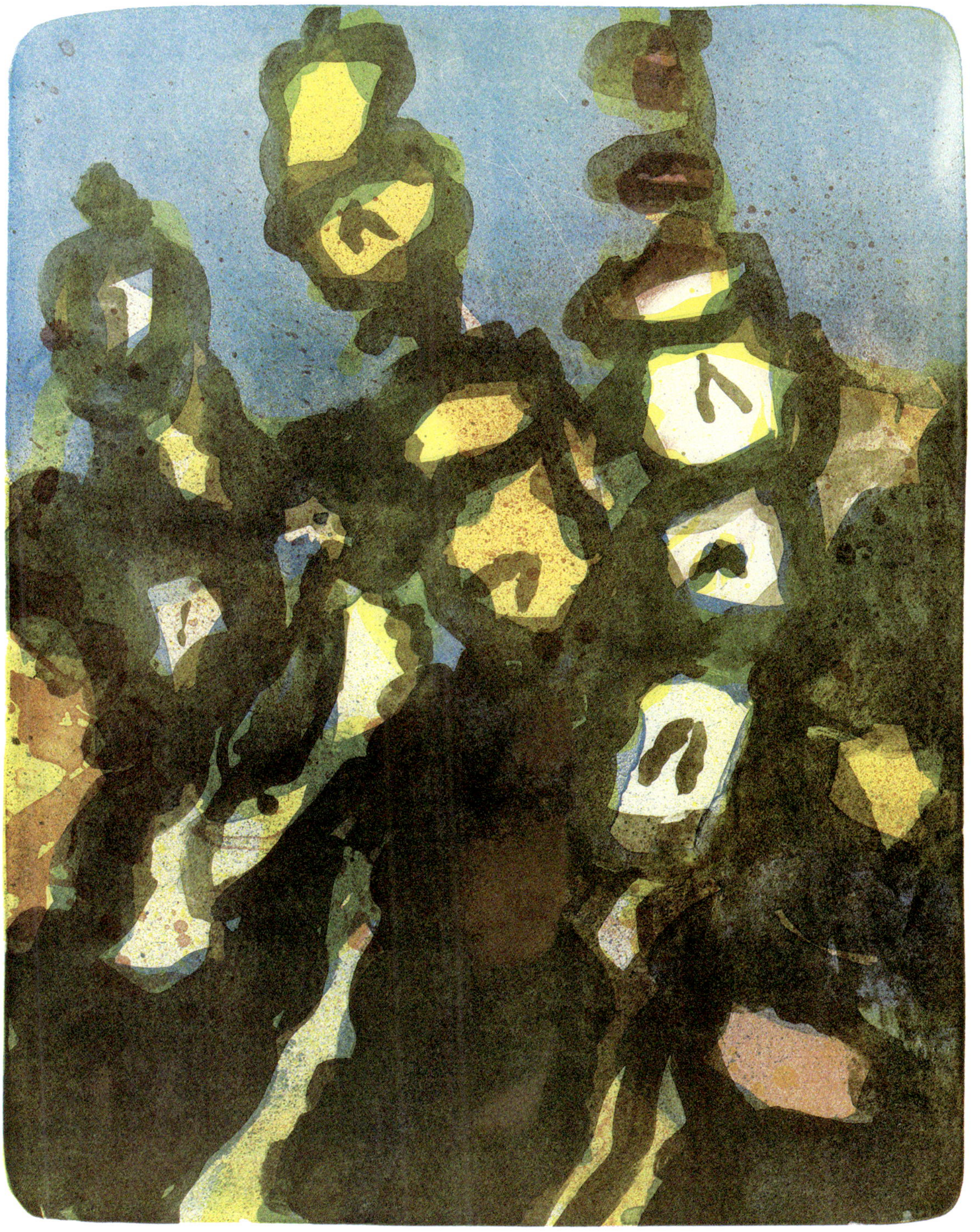

452

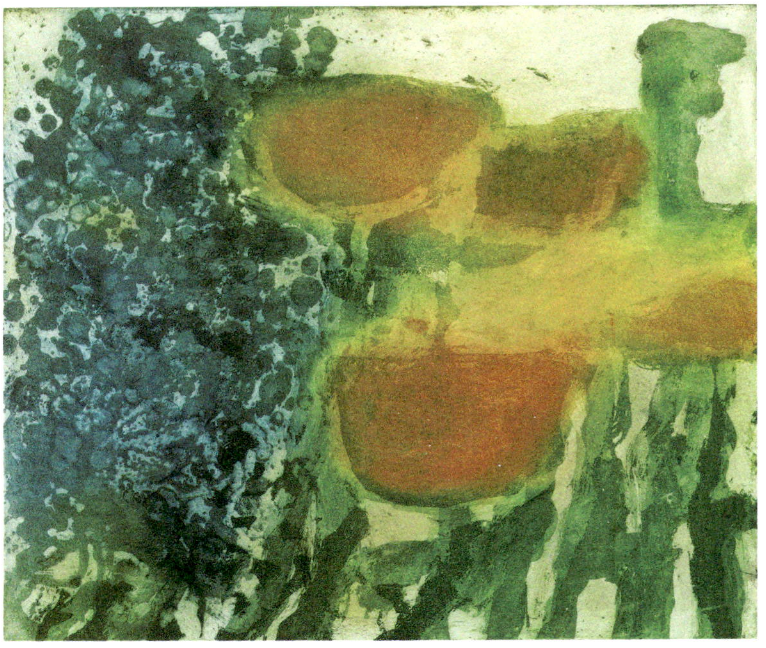

453

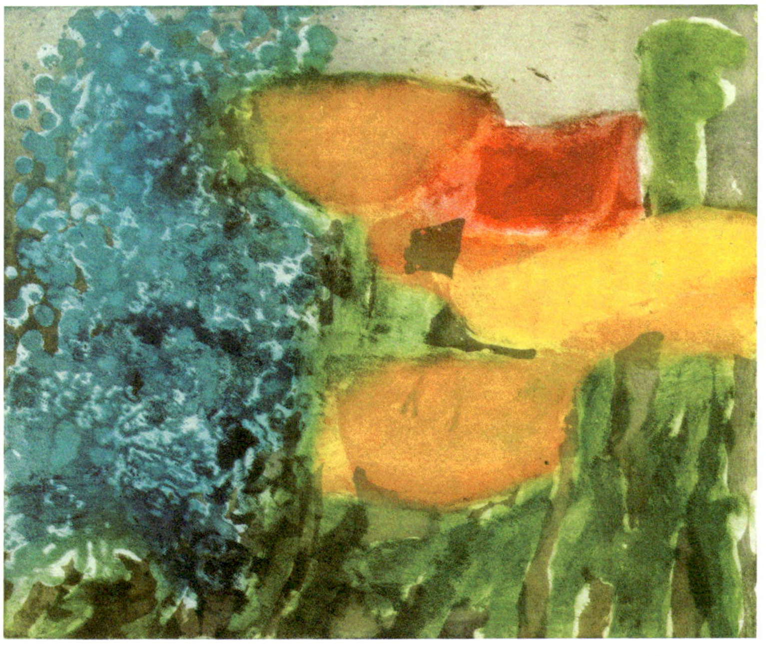

453a

452 Malven im Garten
Lithografie, 2000
53 x 42 auf 65 x 49,5 cm
Auflage 60, e.a. 12
5 Andrucke

453 Vergißmeinnicht und Mohn
Radierung (Aquatinta), 1998
30,5 x 37,5 auf 41 x 47 cm
Auflage 70, e.a. 18
16 Proben

453a Probe/Andruck Nr. 14

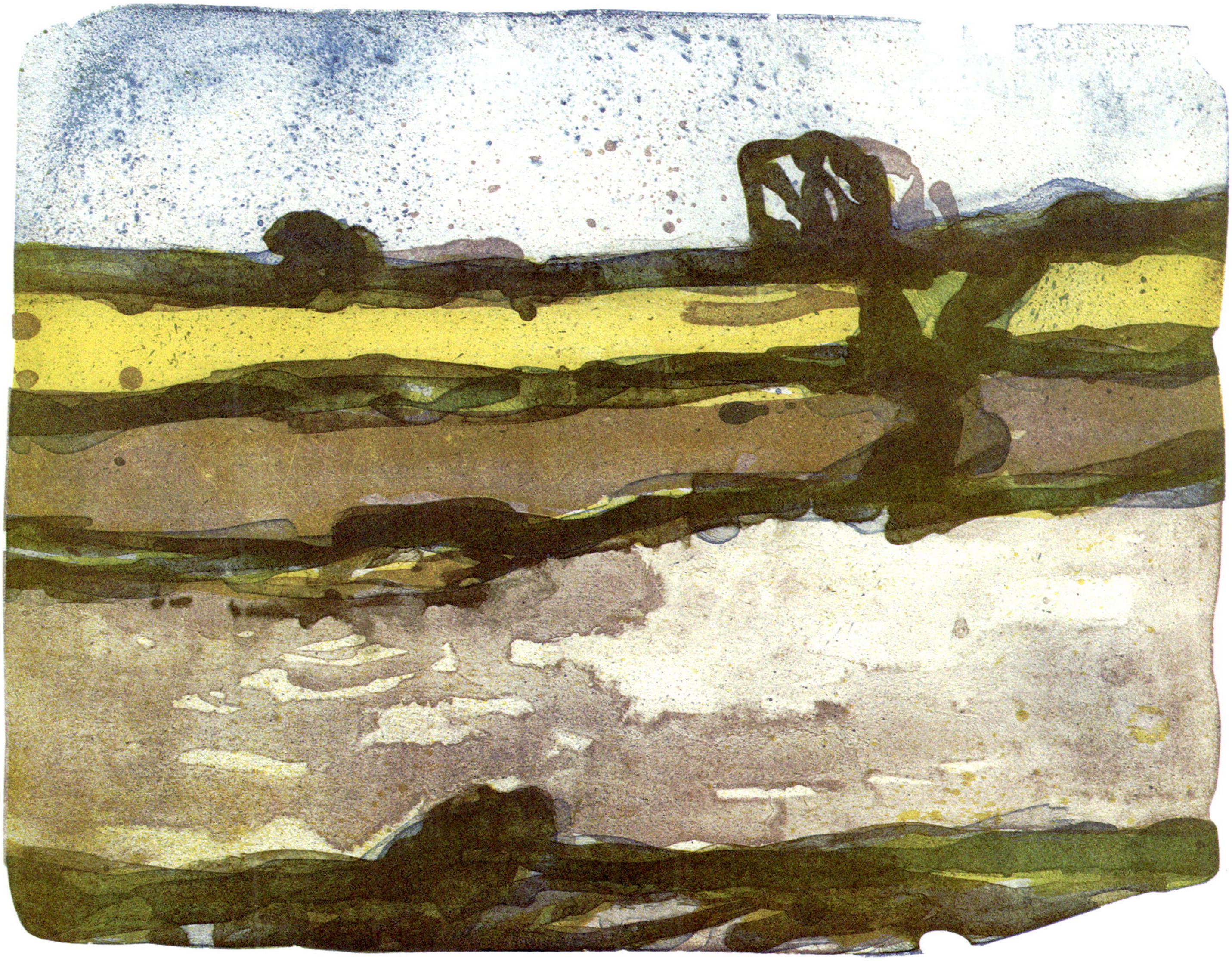

454

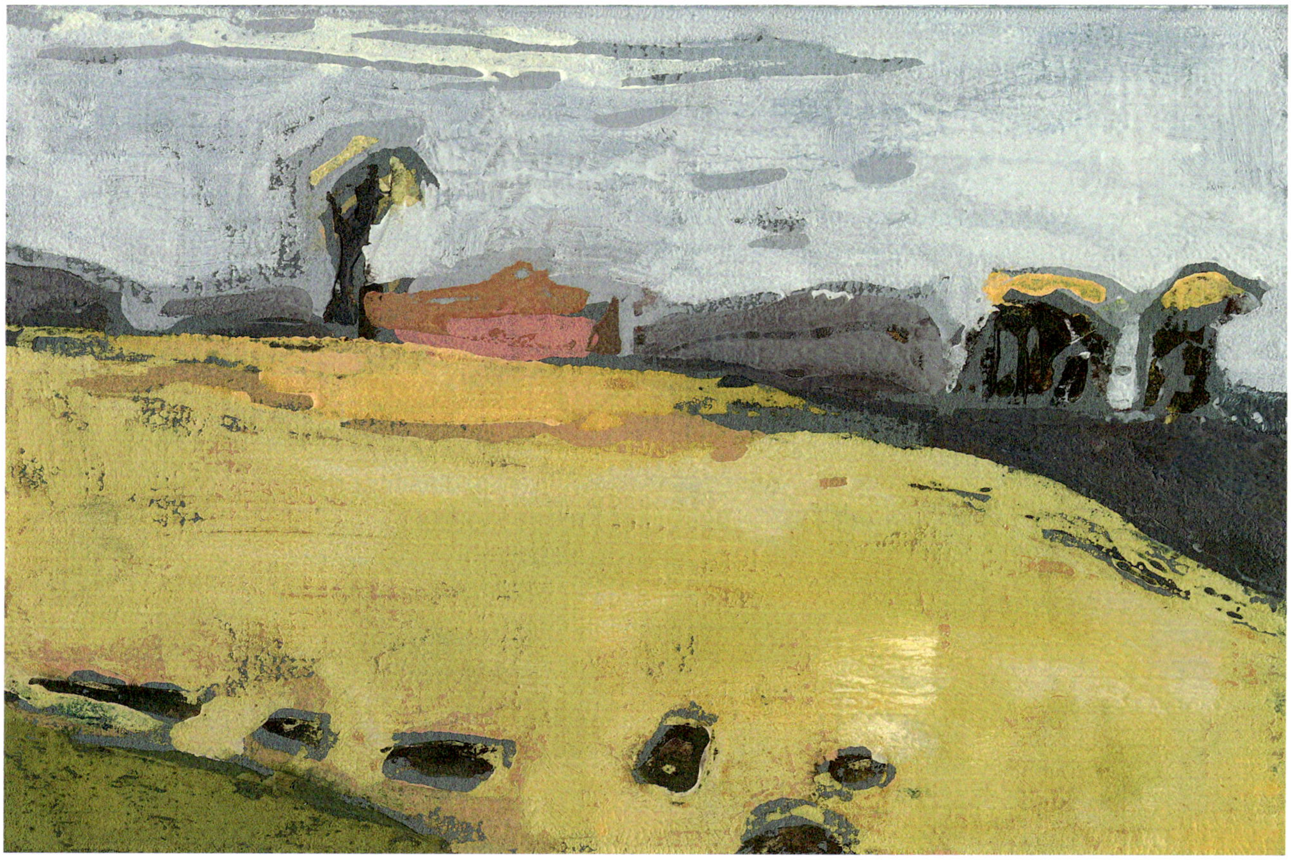

455a

454 Rapsfeld bei Nadelhöft
Lithografie, 2000
36,5 x 47 auf 49 x 50,5 cm
Auflage 60, e.a. 8
6 Andrucke

455 Raps bei Bobeck
Linolschnitt, 1999
13 x 20 auf 18,5 x 24,5 cm
Auflage 200, e.a. 28
18 Proben

455a Andruck; Variante als
Frühjahrslandschaft

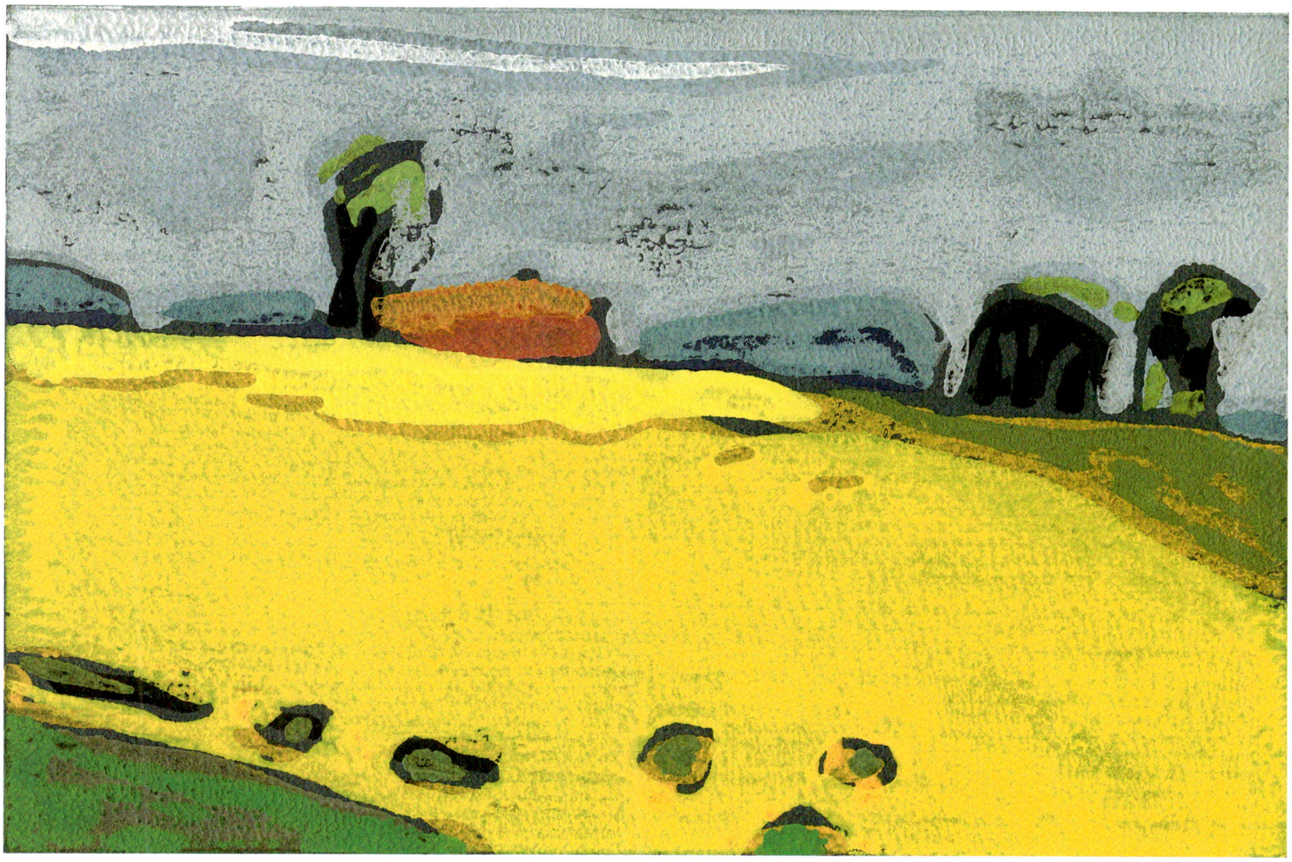

455

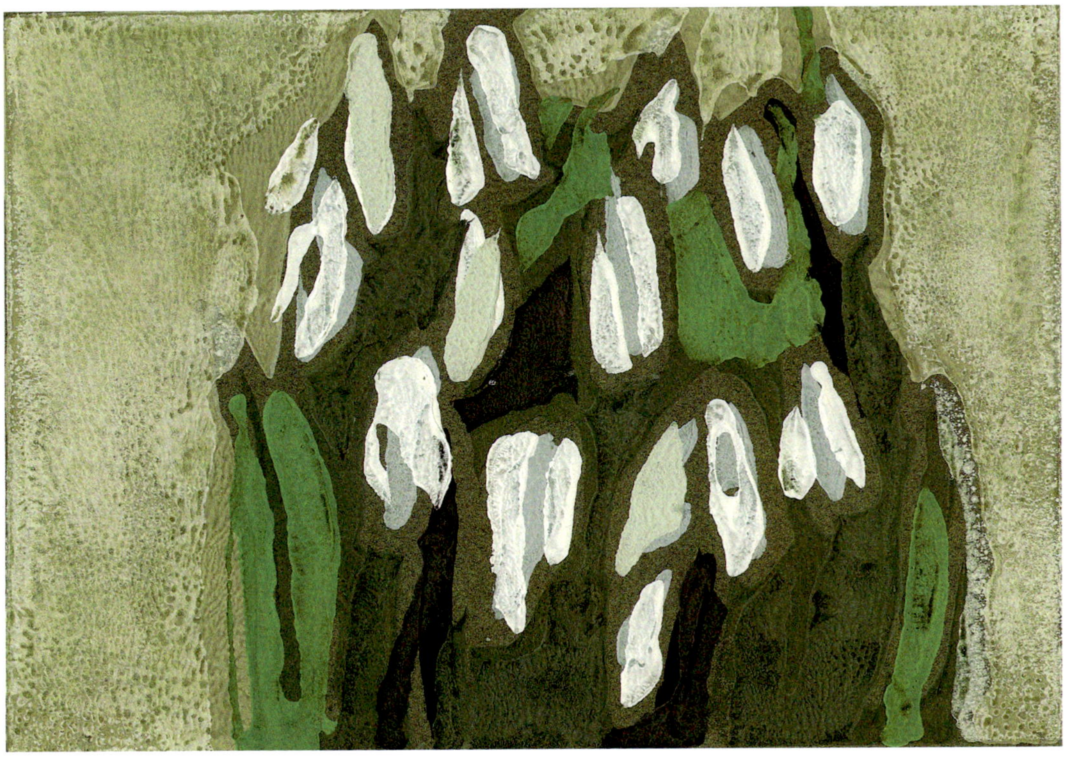

456

456 Schneeglöckchen
Linolschnitt 1998
13 x 19 auf 19,5 x 24 cm
Auflage 200, e.a. 14
12 Proben

457 Stilleben mit Krügen,
Lampe und Felberich
Radierung (Vernis Mou und
Aquatinta), 1999
39,5 x 49 auf 51 x 59 cm
Auflage 120, e.a. 18
10 Andrucke

457a Andruck 3

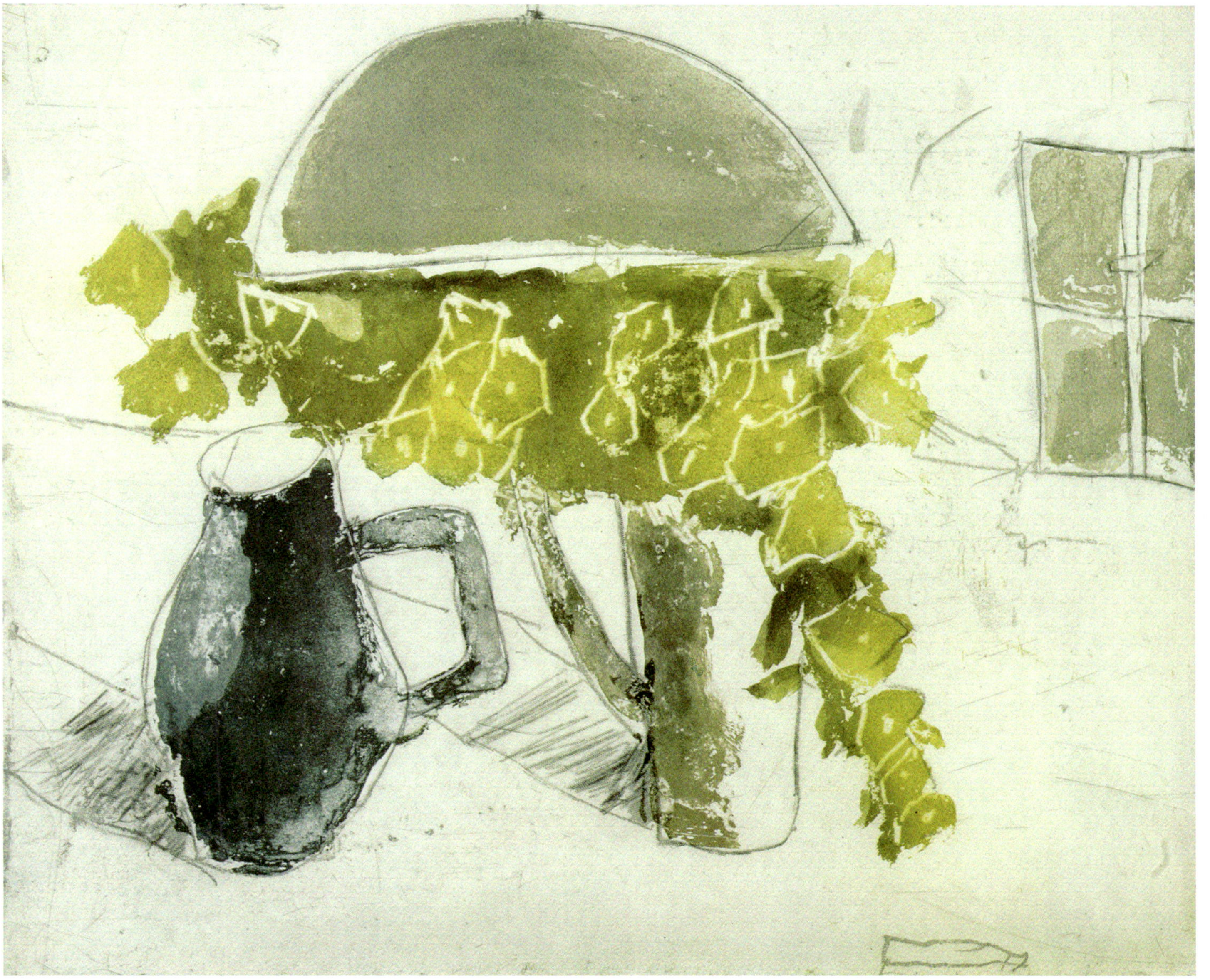

457

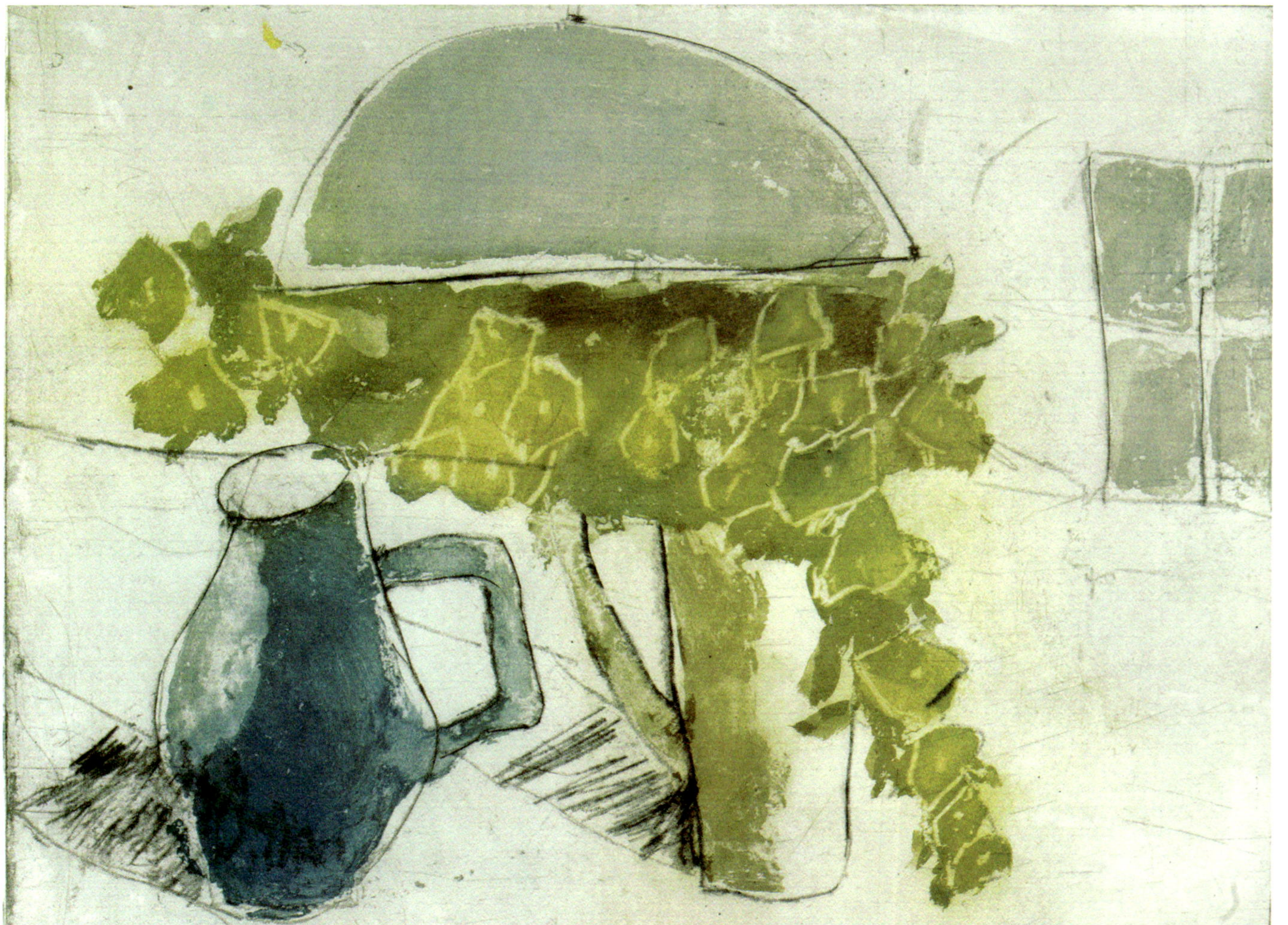

457a

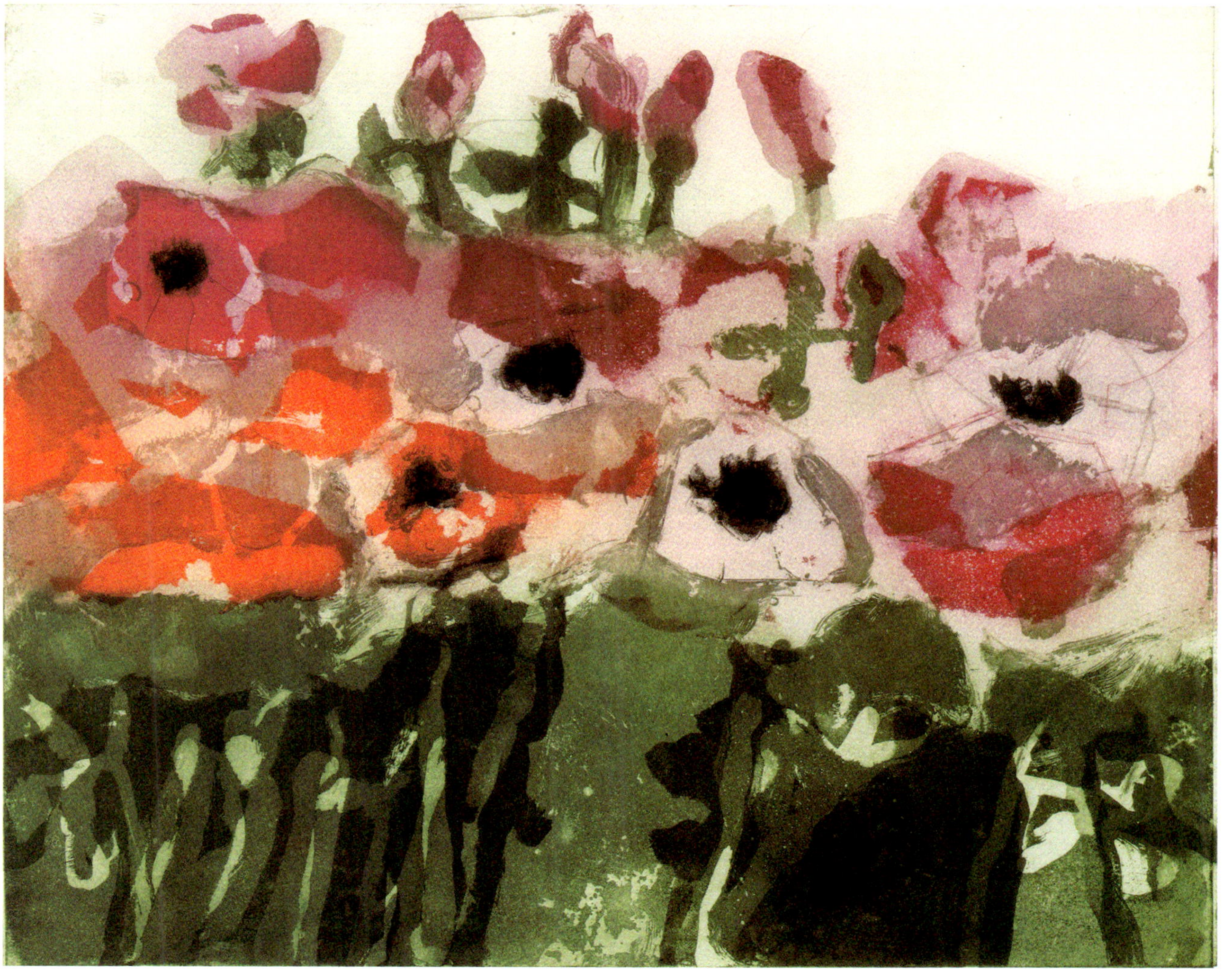

458

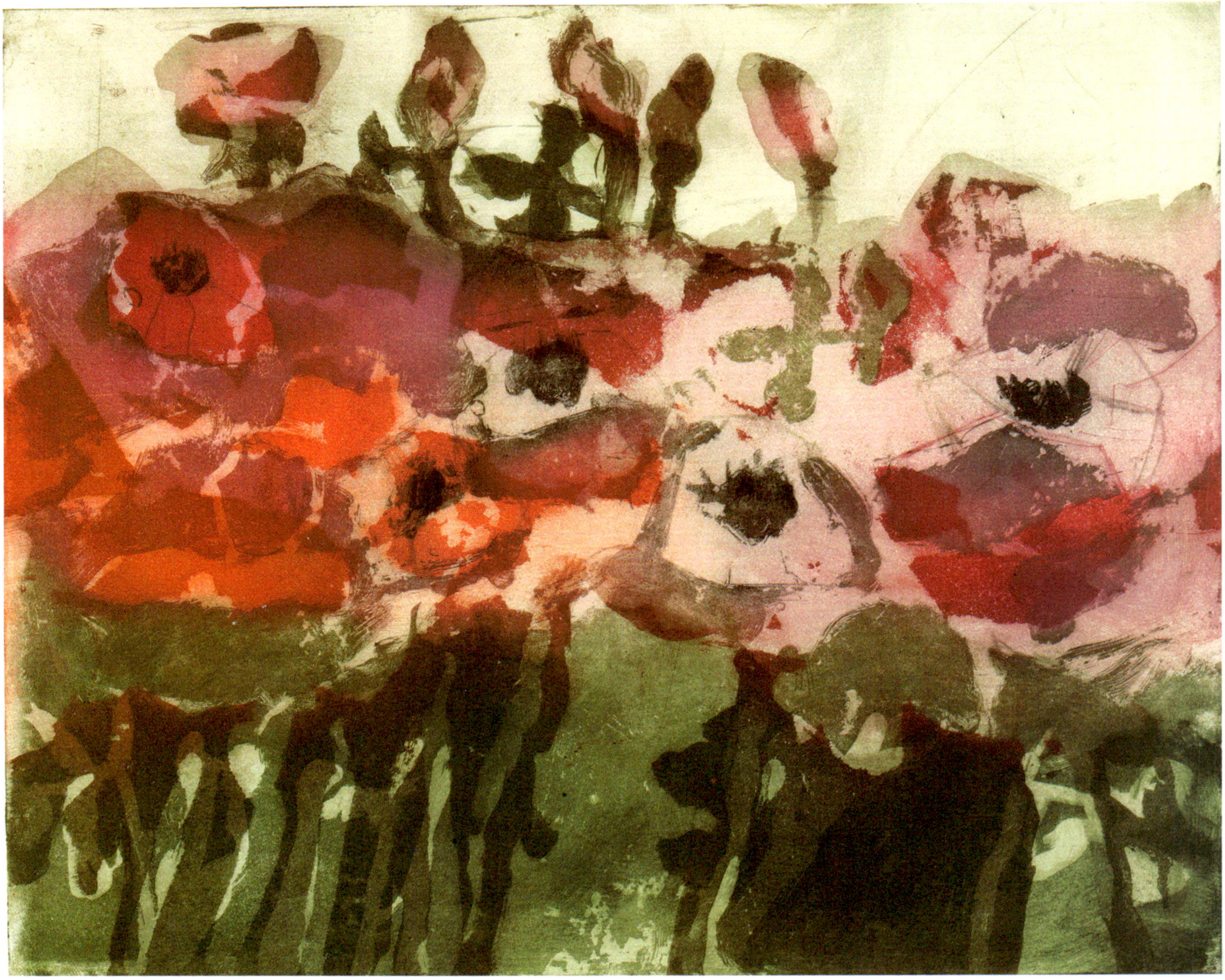

458a

458 Rosen
Radierung (Aquatinta und Kaltnadel), 1999
44,5 x 56 auf 53 x 64 cm
Auflage 120, e.a. 19
12 Andrucke

458a Andruck Nr. 10

459 Tulpe, Osterglocke
Vergißmeinnicht
Radierung (Aquatinta), 2000
6 x 11 auf 14,5 x 15 cm
Auflage 200, e.a. 22
14 Proben

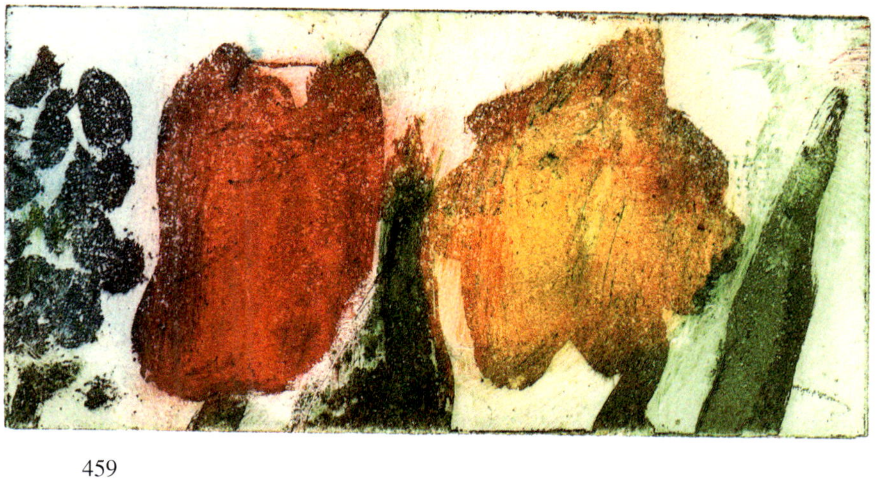

459

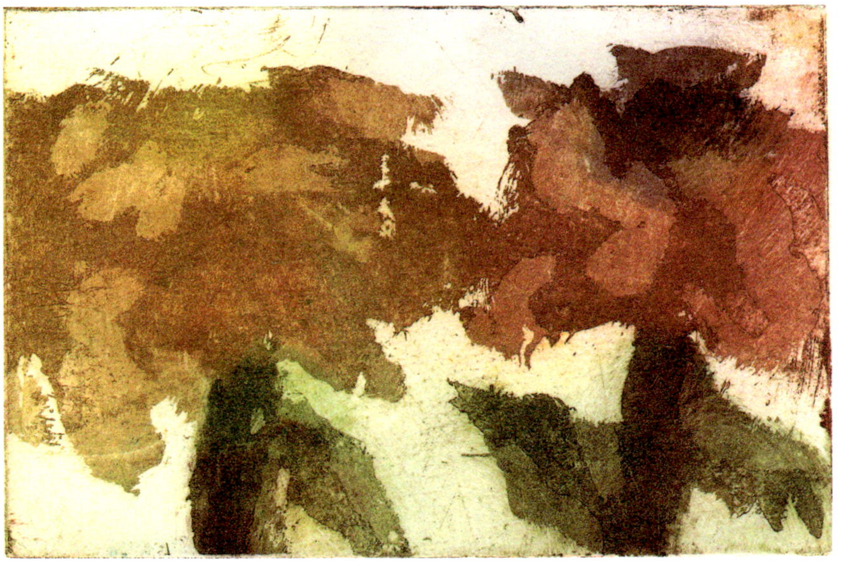

460

460 Chrysanthemen
Radierung (Aquatinta)
7,5 x 11 auf 14,5 x 15 cm
Auflage 200, e.a. 22
8 Proben

461 Vor dem Atelier in
Düstnishy
Radierung (Aquatinta), 1999
44,5 x 39,5 auf 46 x 53 cm
Auflage 60, e.a. 12
4 Proben

461a Andruck in schwarz von der
1. Platte
Auflage 20

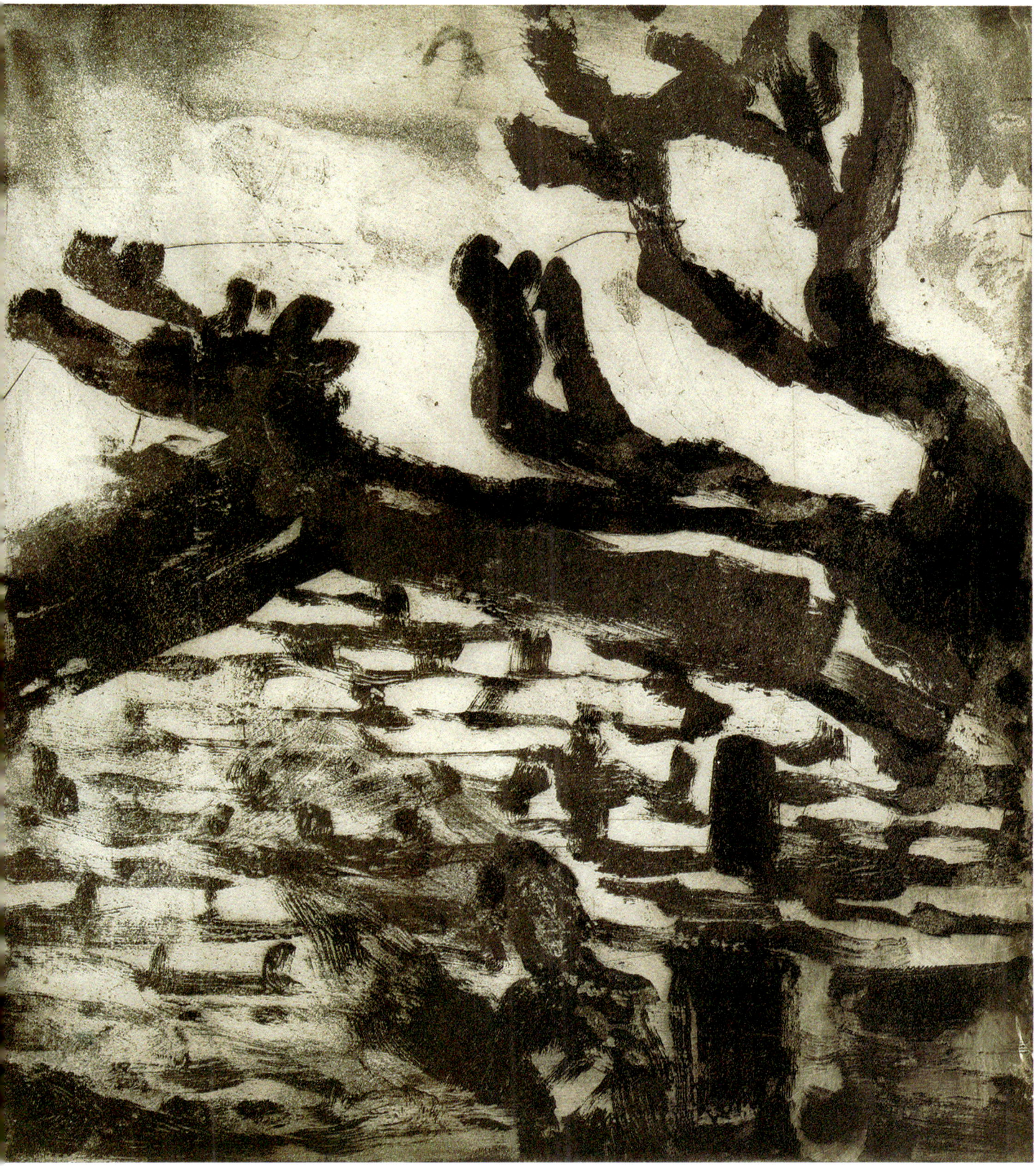

461a

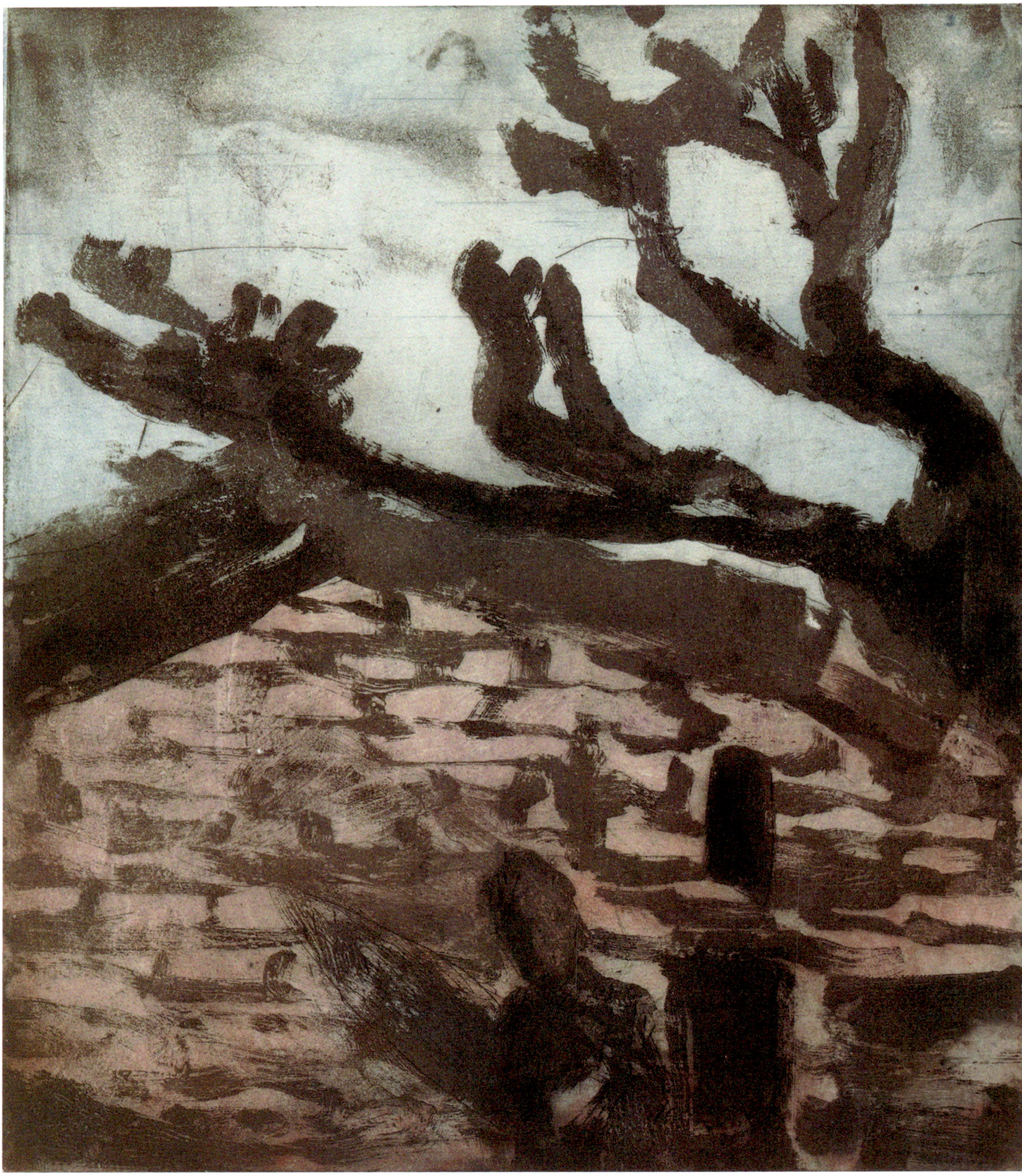

461

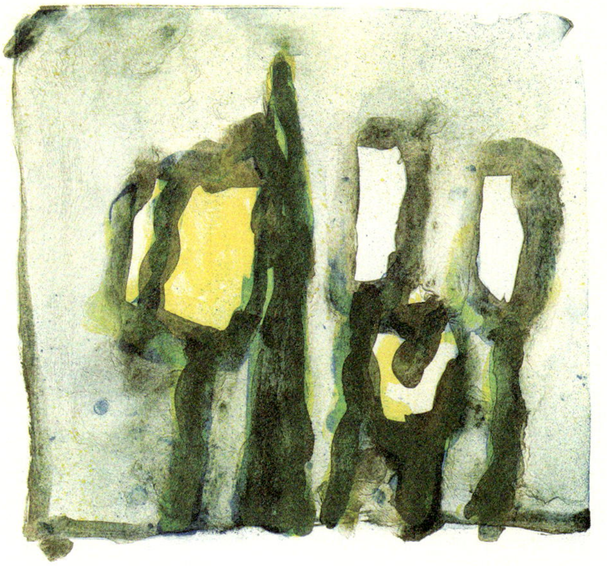

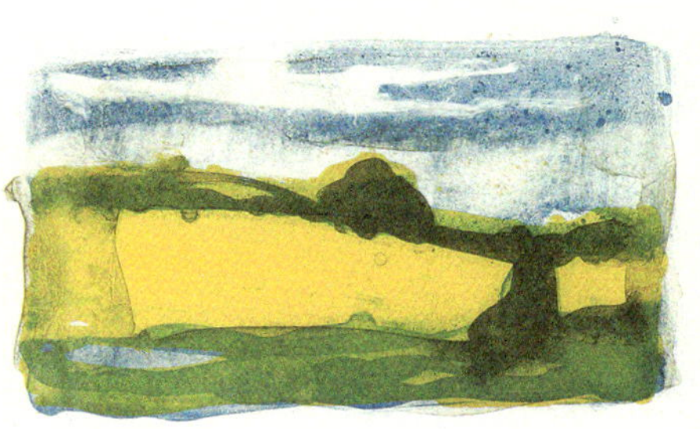

462/463a

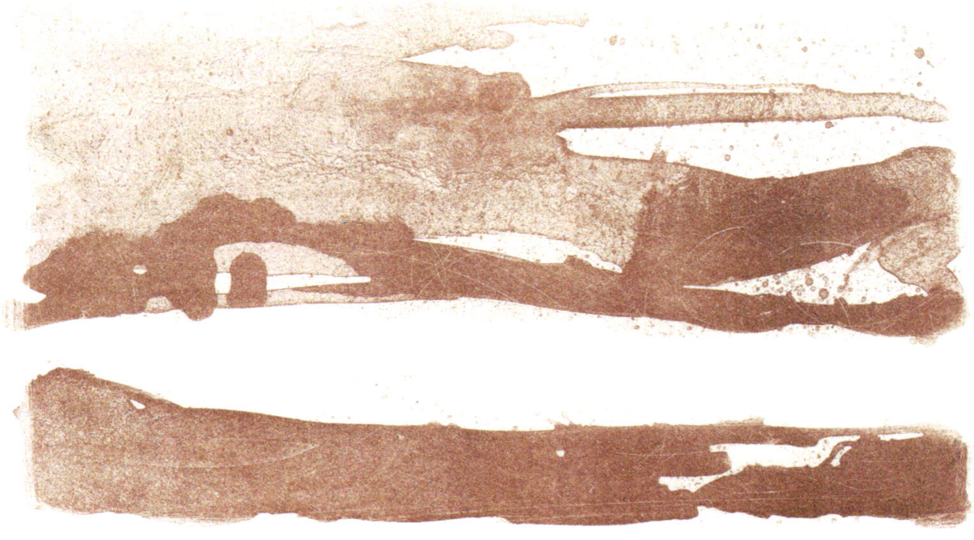

463a

462 Tulpen
Lithografie, 2000
28 x 30 auf 35 x 36 cm
Auflage 50, e.a. 12
5 Andrucke

462/463 Druck mit zwei Motiven
Blattgröße 69 x 49 cm
Auflage 10

463 Raps bei Gelting
Lithografie, 2000
12,5 x 21 auf 16 x 26 cm
Auflage 60, e.a. 2
2 Andrucke

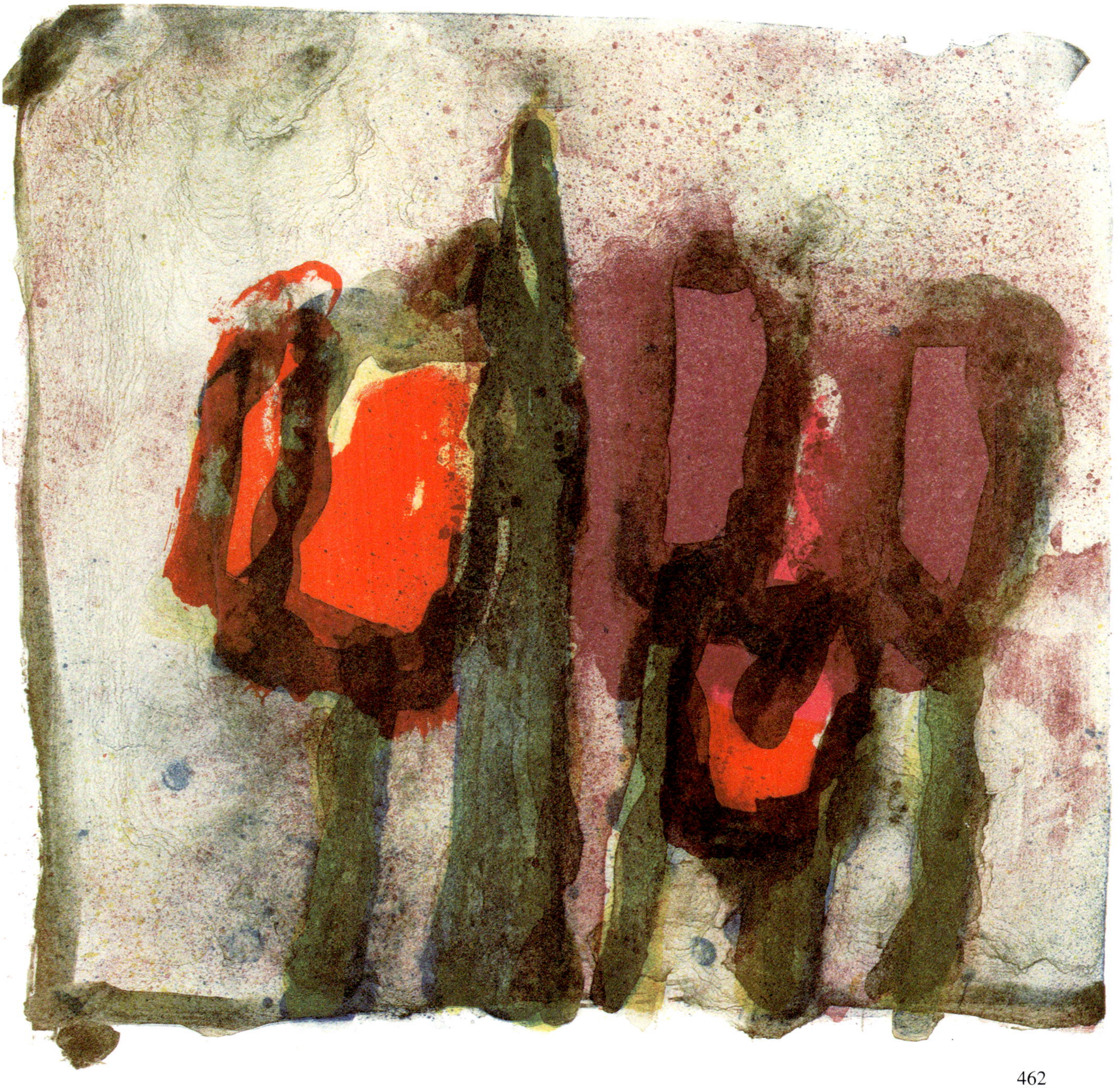

462

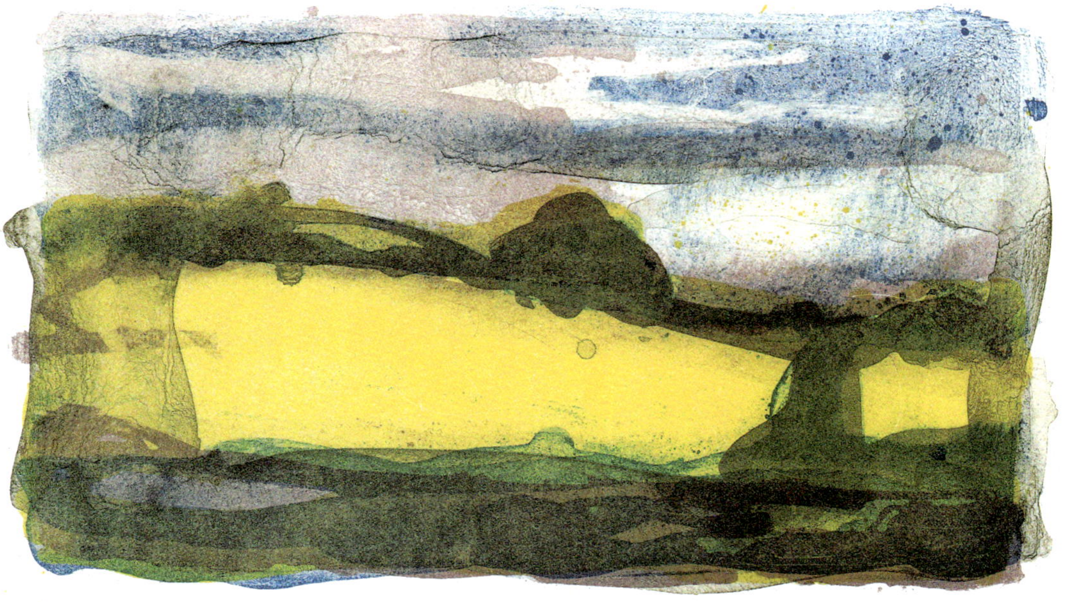

463

463a Andruck (Einzelblatt)

461/463a Druck mit zwei Motiven,
3 Farben
2 Proben

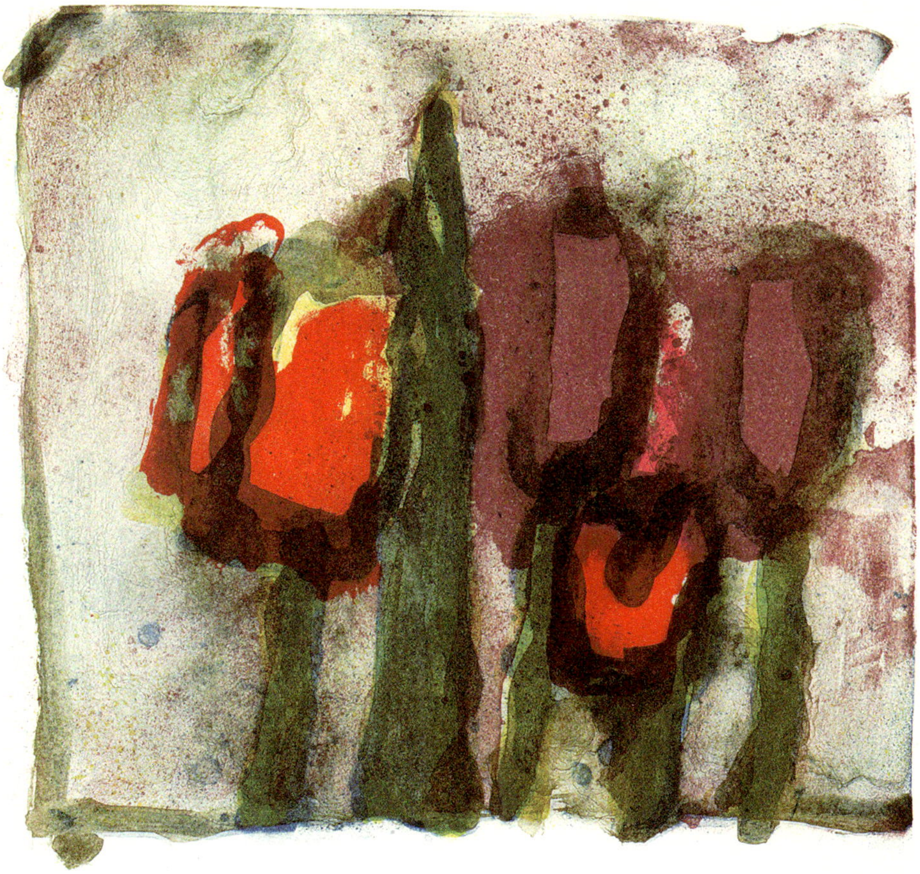

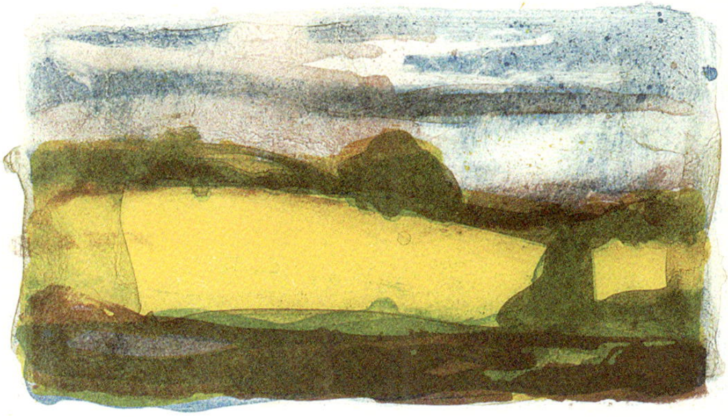

462/463

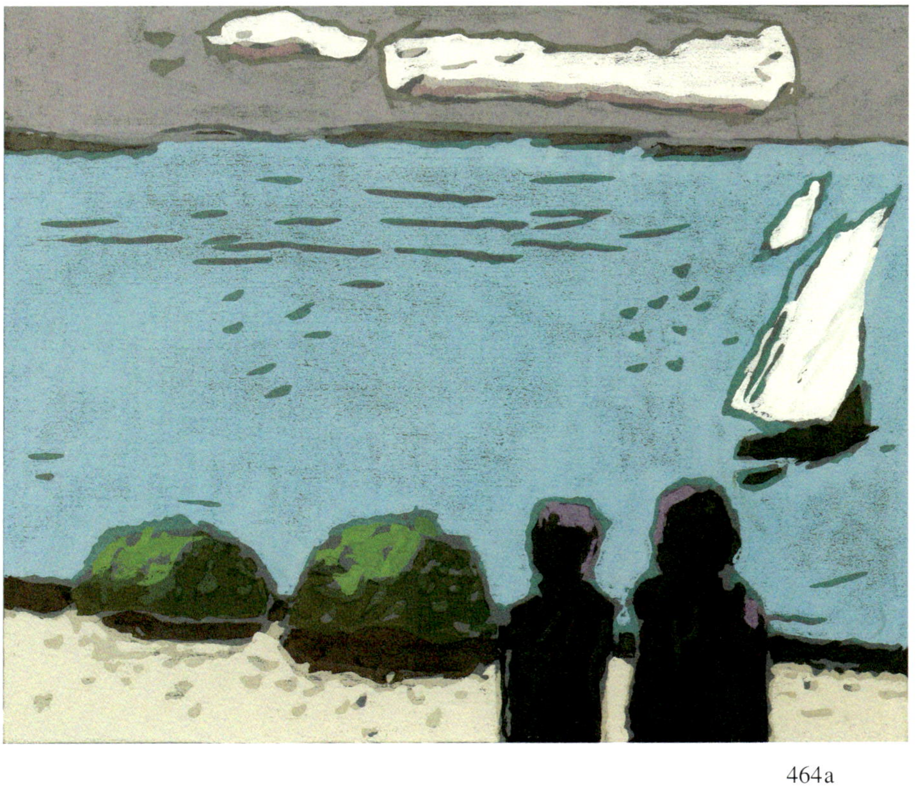

464a

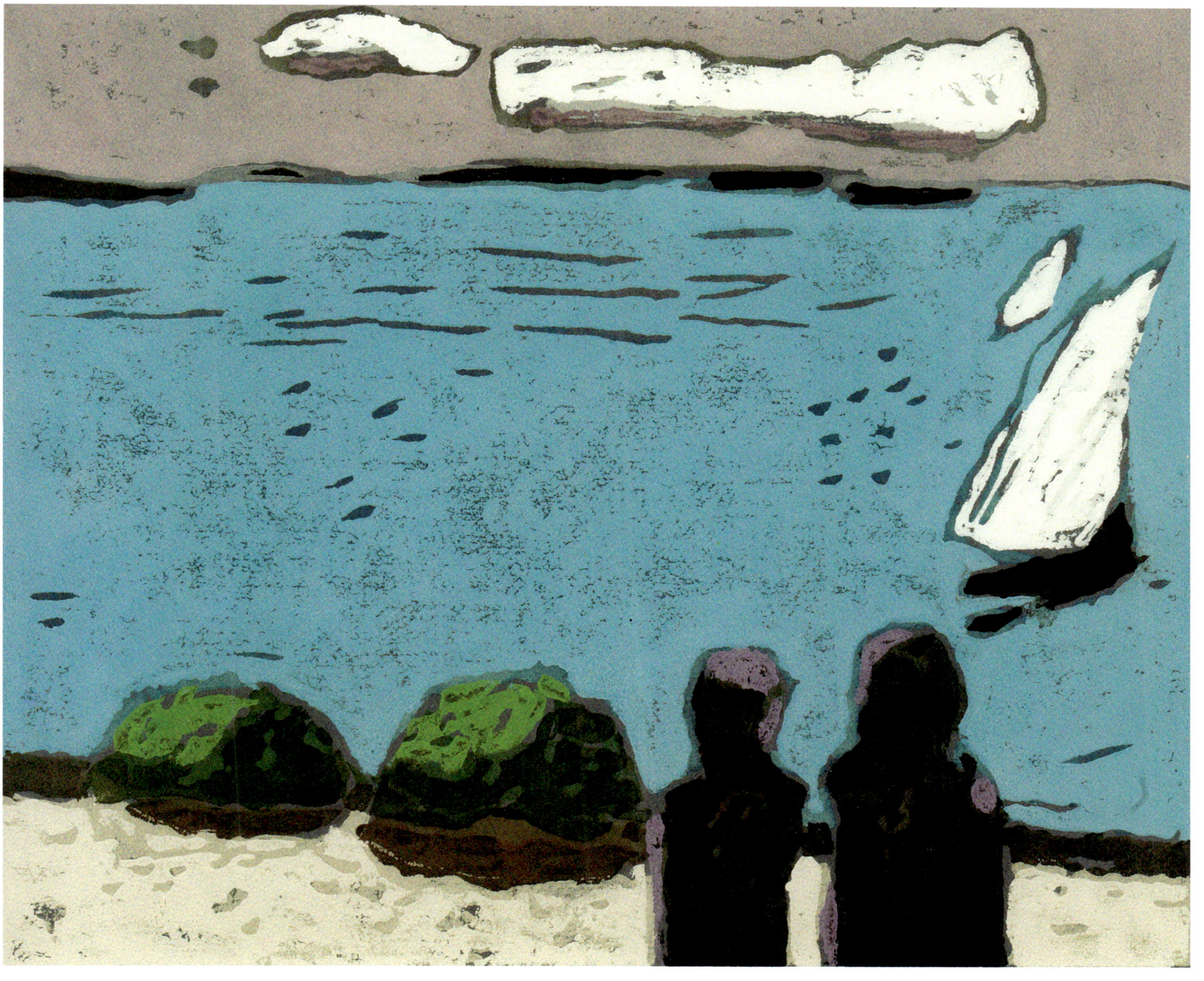

464

464 Abend vor Ostsee
Linolschnitt, 1999
42 x 52 auf 48 x 57 cm
Auflage 95, e.a. 18
12 Andrucke

464a 8 Andrucke in hellerem Blau

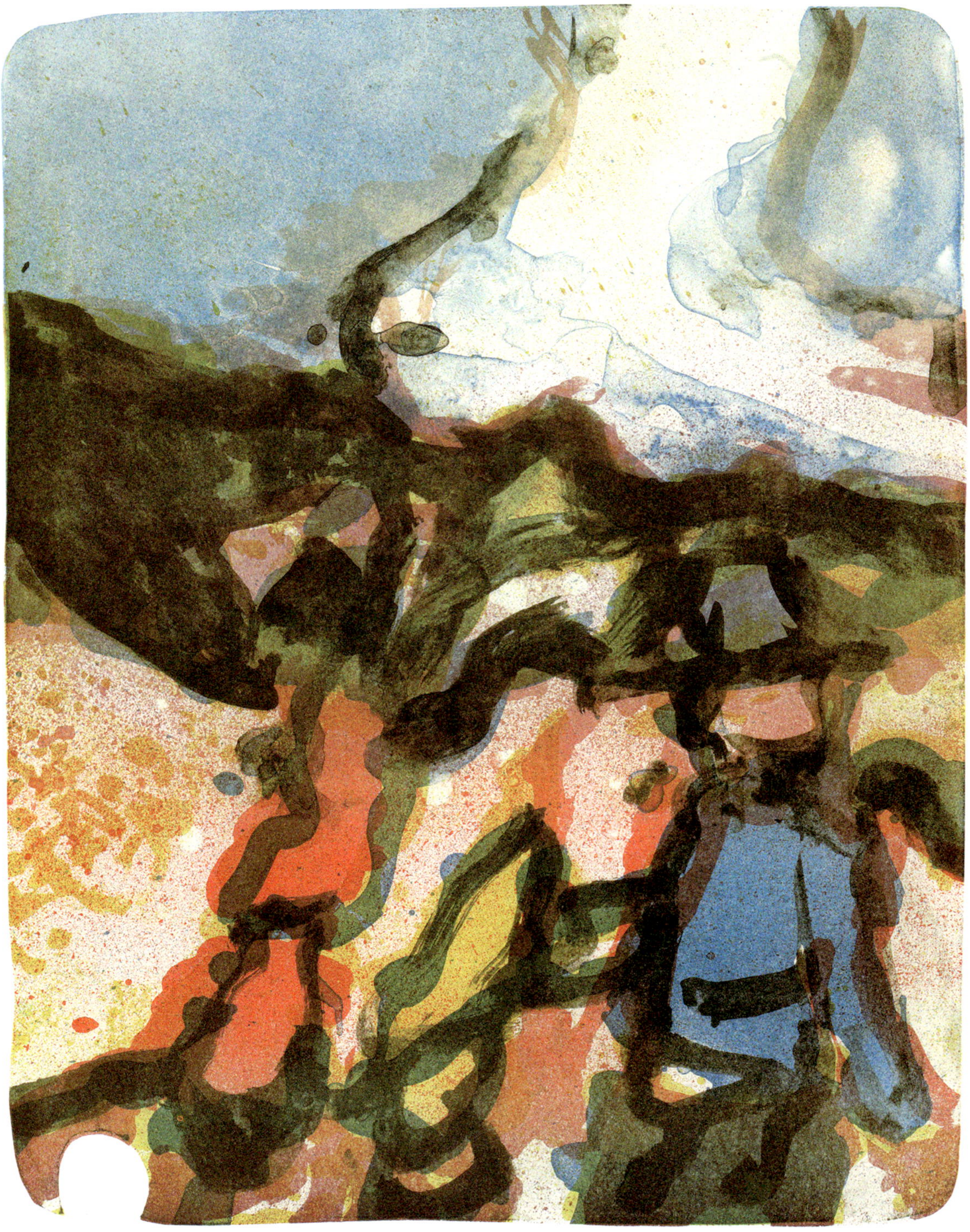

465

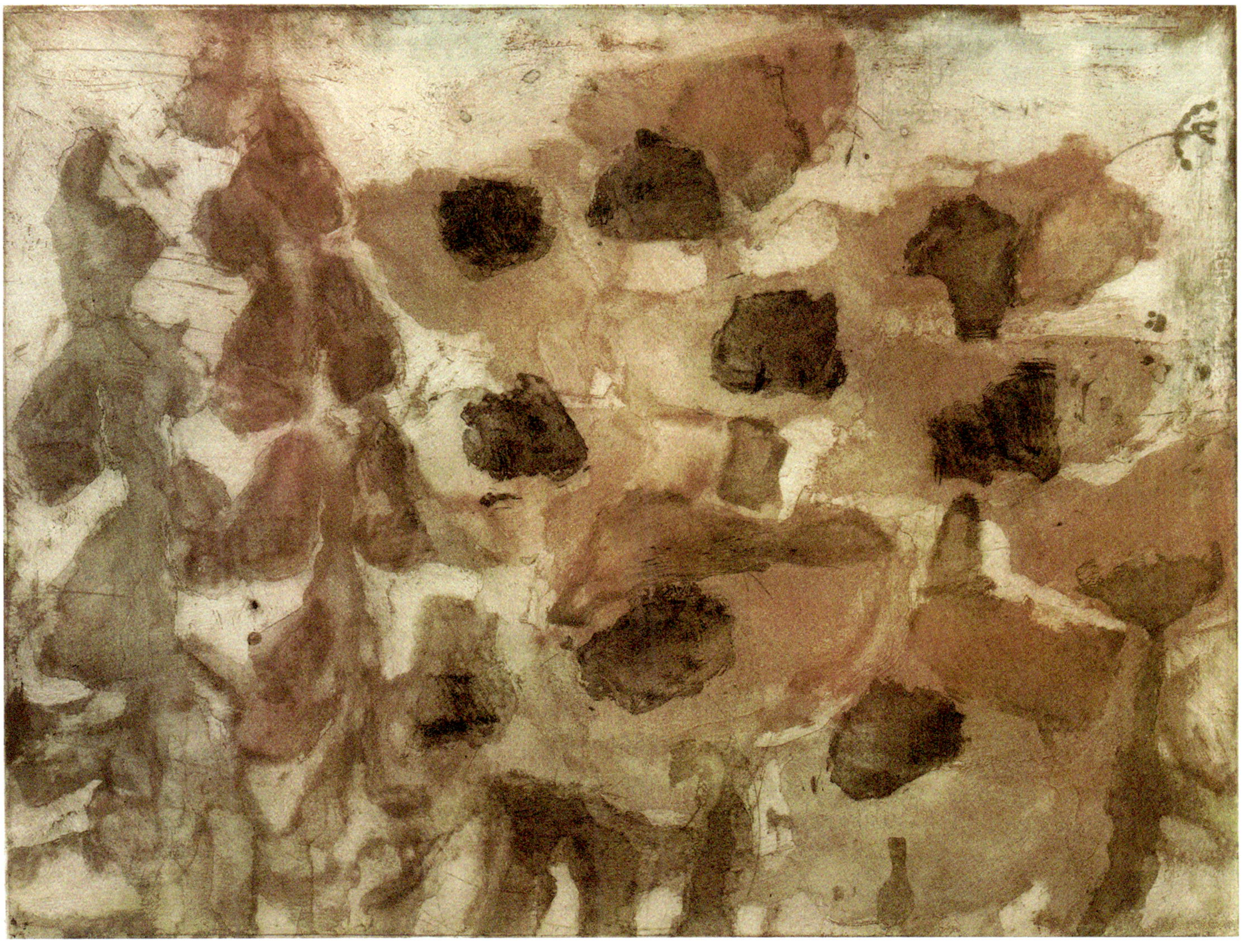

466a

465 Garten mit Gladiolen und B.
Lithografie, 2000
52,5 x 42 auf 70 x 49 cm
Auflage 60, e.a. 6
12 Andrucke

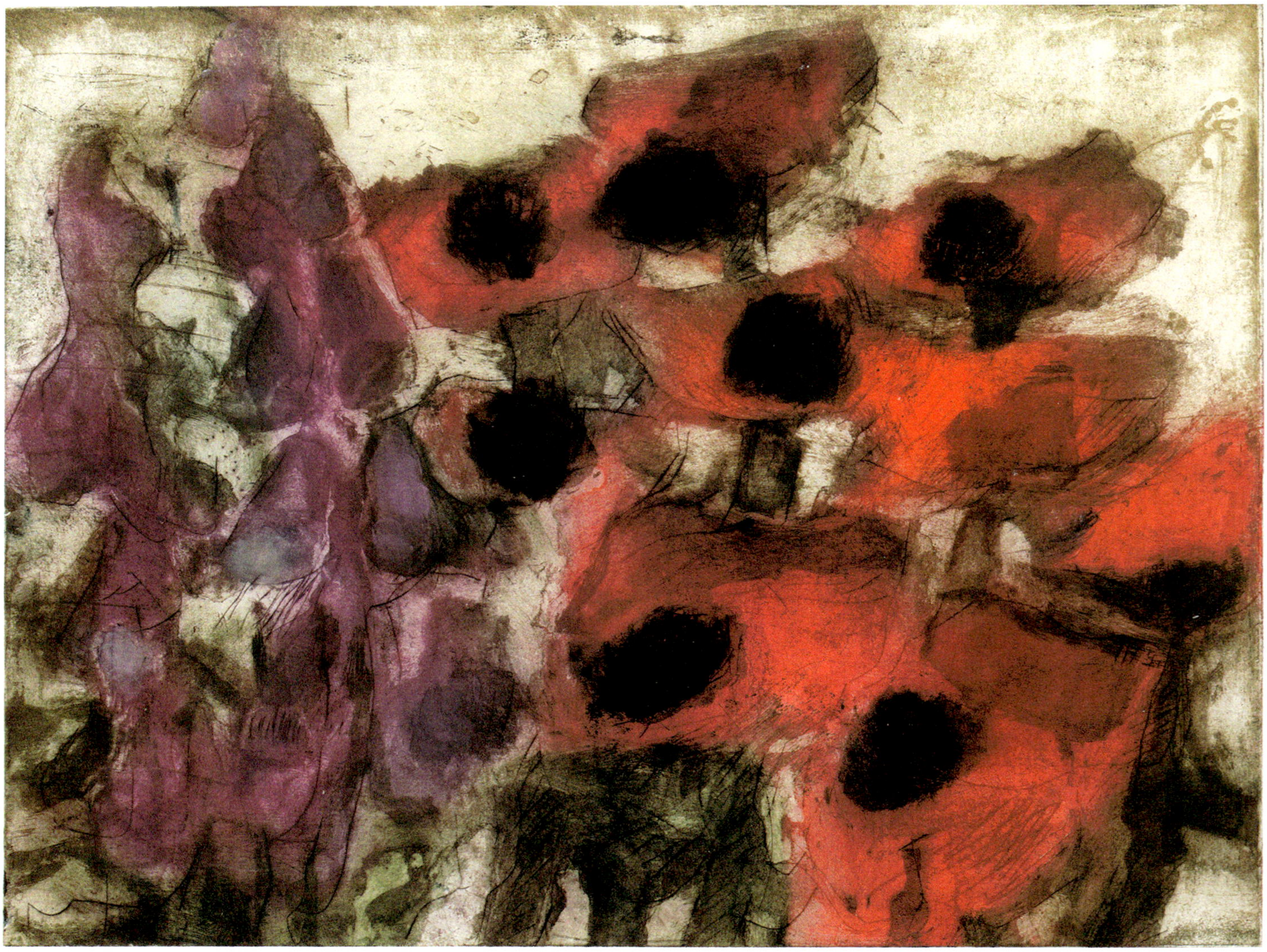

466

466 Mohn und Fingerhut
Radierung (Aquatinta und
Kaltnadel), 2000
37 x 49 auf 46 x 57,5 cm
Auflage 120, e.a. 22
16 Proben

466a Mohn und Fingerhut
Variante in rot-blau
Auflage 40, e.a. 10, 6 Proben
Abb: 1. Probe

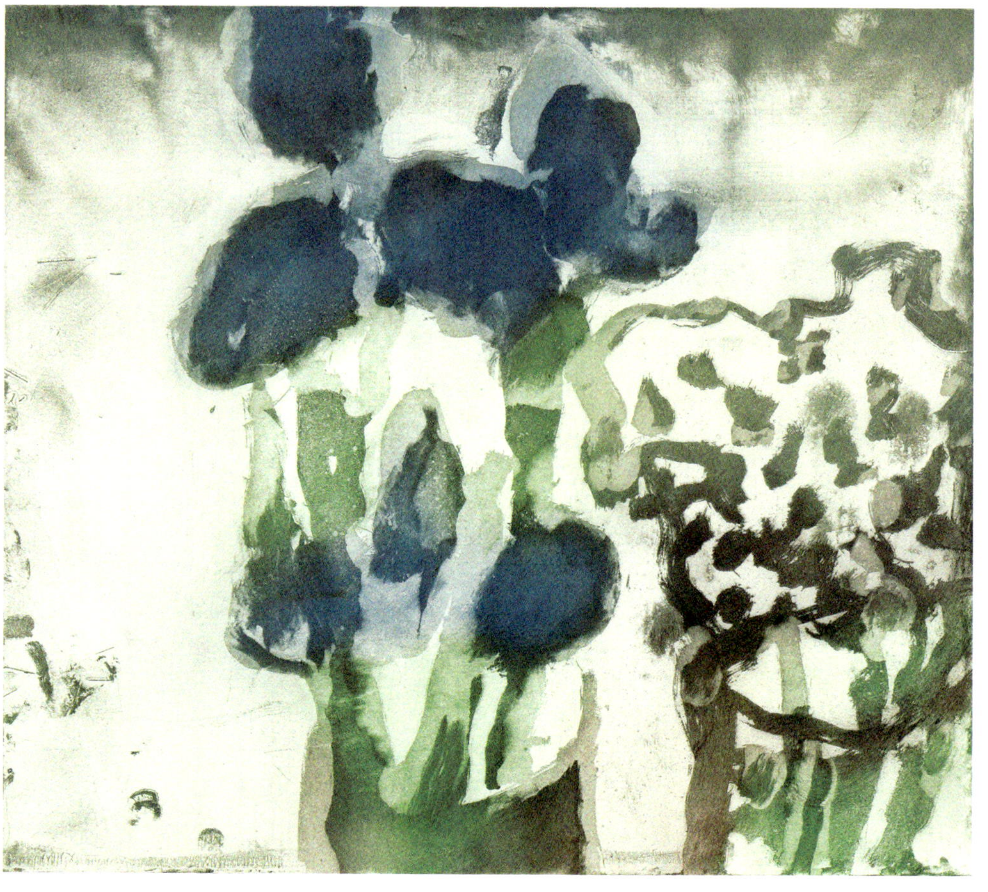

467a

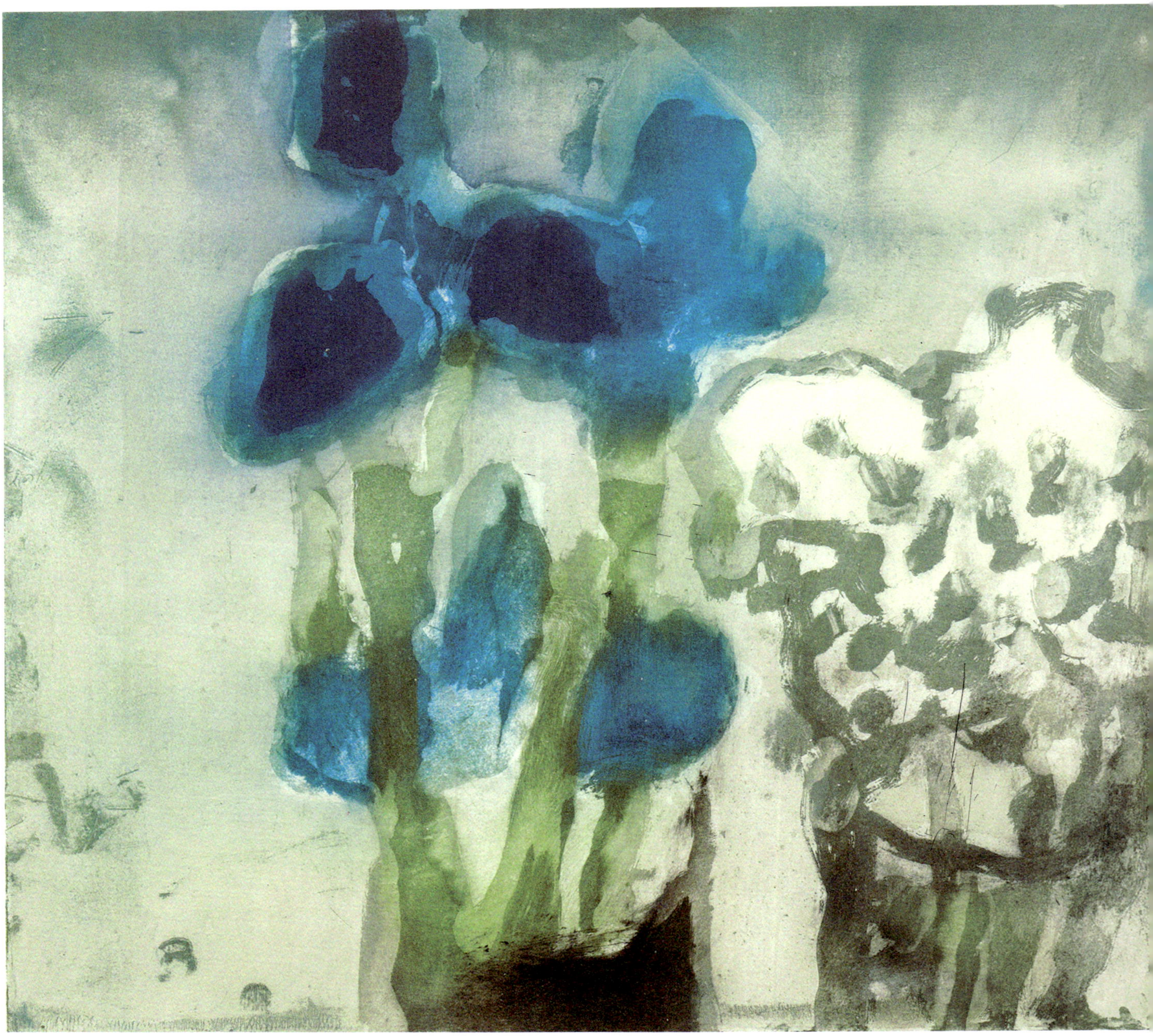

467

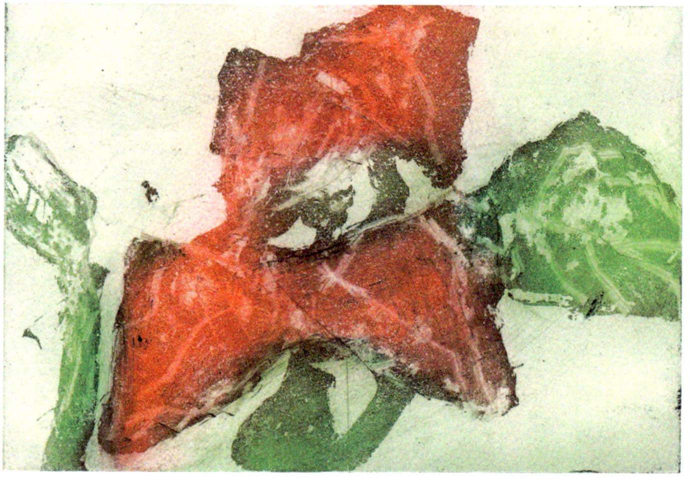

468a

467 Iris und Hornkraut
Radierung (Aquatinta), 1999
42 x 47 auf 53 x 58 cm
Auflage 95, e.a. 13
14 Andrucke

467a Andruck Nr. 2

468 Lampionblumen
Radierung (Aquatinta und
Kaltnadel), 1999
11,5 x 16,5 auf 15 x 20 cm
Auflage 200, e.a. 20
11 Proben

468a Andruck ohne Kaltnadel

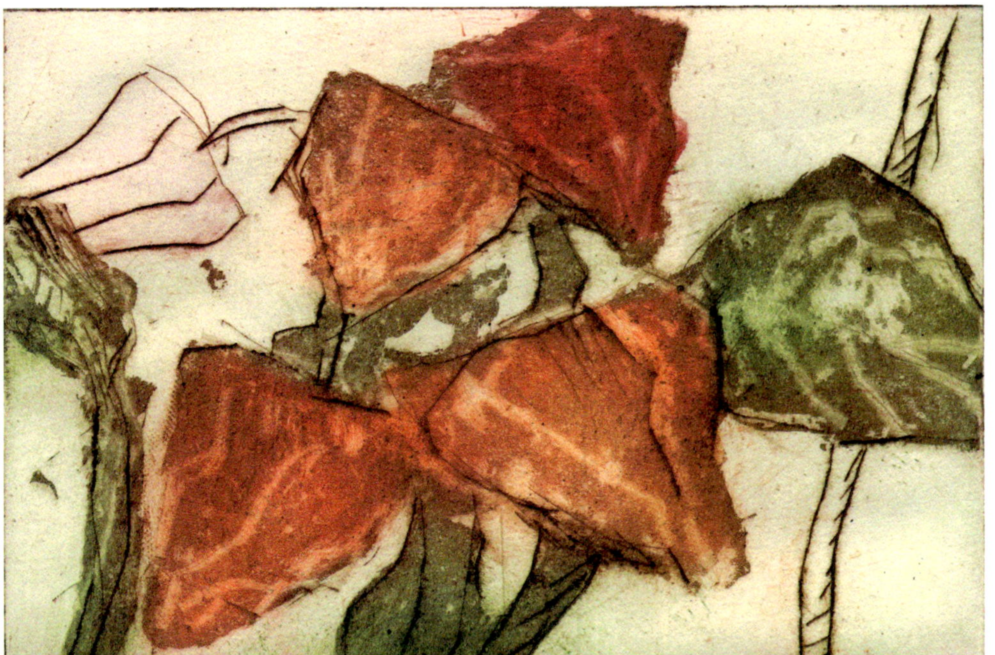

468

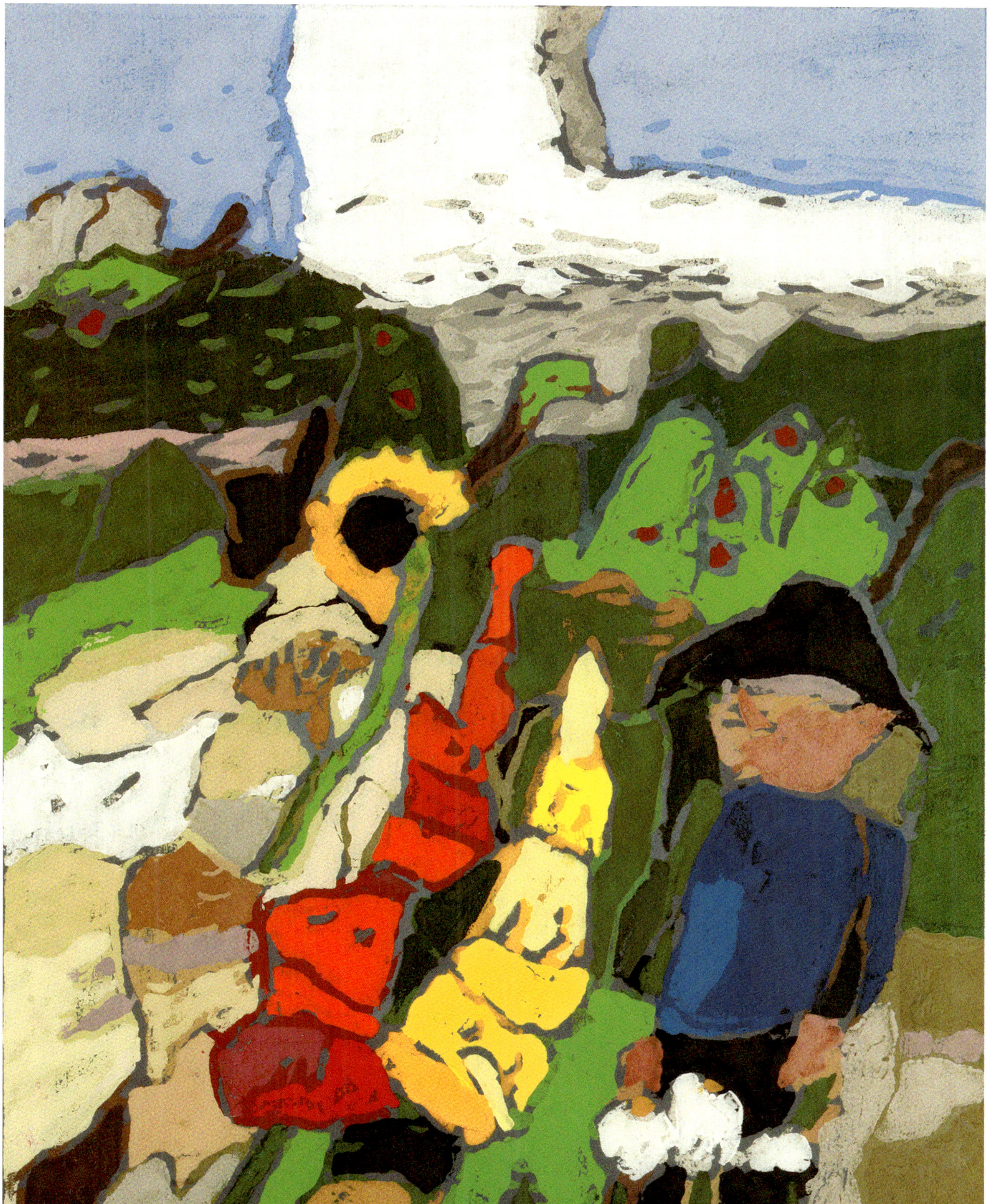

469

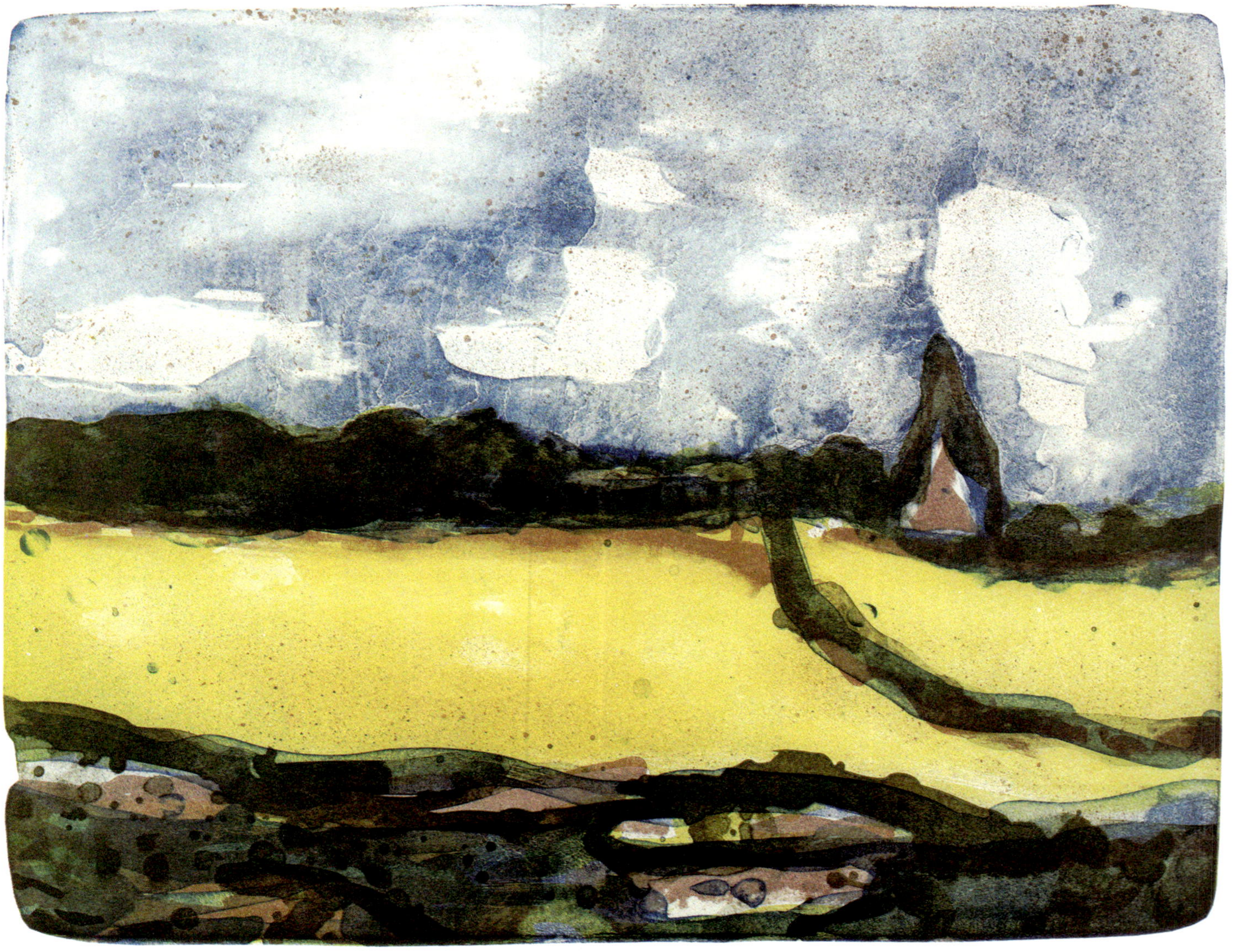

470

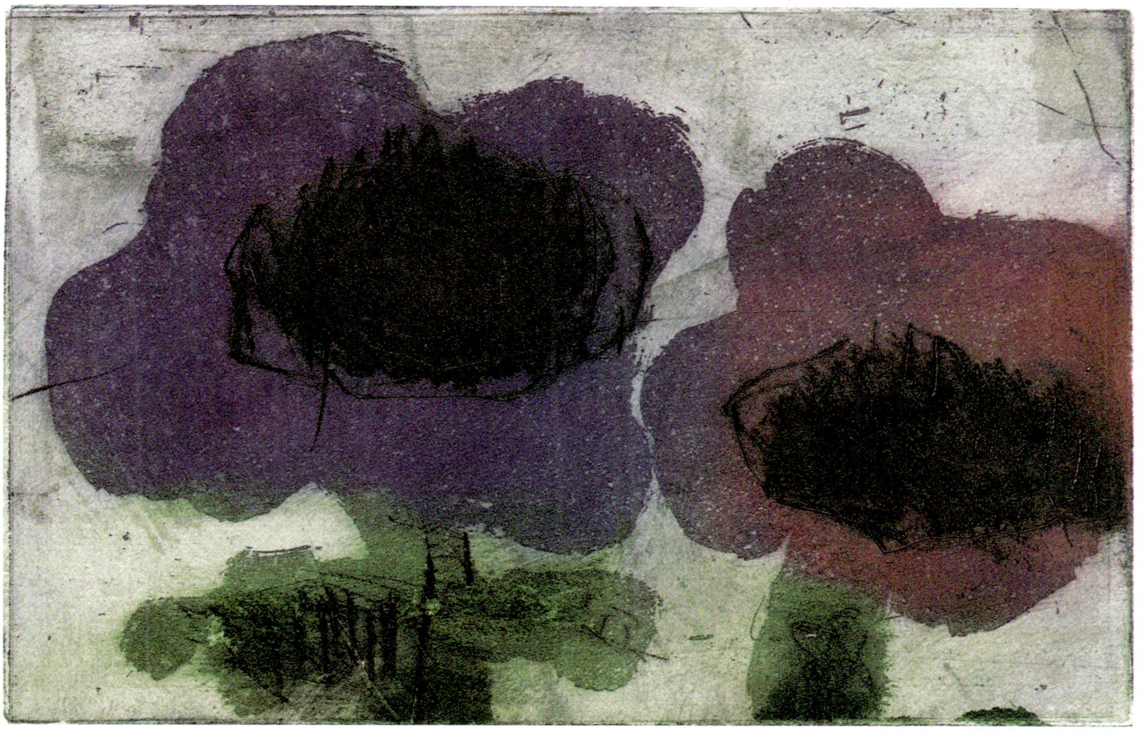

471

469 Garten mit Gladiolen und B.
Linolschnitt, 2000
51,5 x 40 auf 59,5 x 48 cm
Auflage 95, e.a. 15
12 Andrucke

470 Raps bei Esgrus
Lithografie, 2000
37,5 x 48 auf 49 x 59,5 cm
Auflage 60, e.a. 6
5 Andrucke

471 Anemonen
Radierung (Aquatinta und
Kaltnadel), 2000
9,4 x 15 auf 17 x 20 cm
Auflage 280, e.a. 27
12 Andrucke

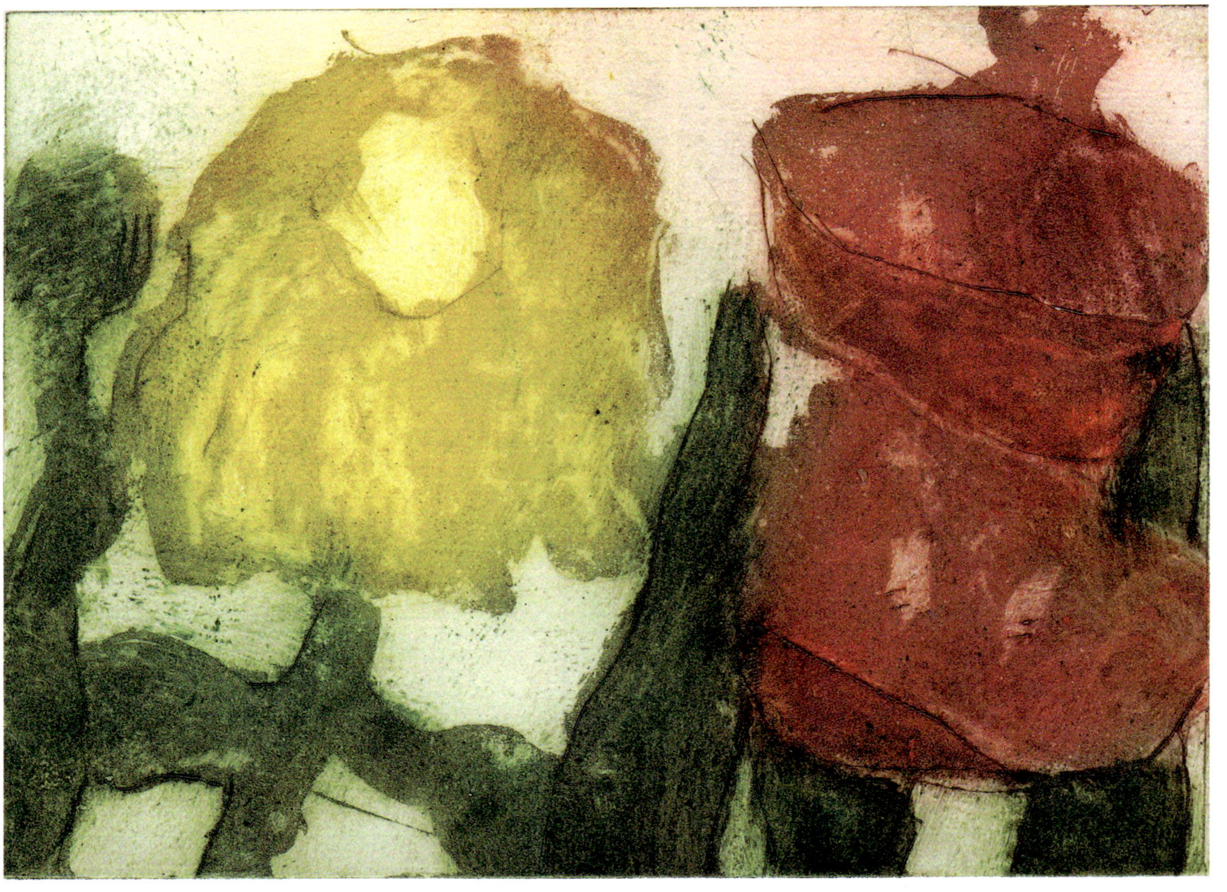

472

472 Chrysantheme und Gladiole
Radierung (Aquatinta und
Kaltnadel), 2000
11,5 x 16 auf 17 x 20 cm
Auflage 180, e.a. 15
19 Andrucke

473 Nachtrag
Paar
Lithografie, 1956
53 x 34 auf 78 x 51 cm
Auflage 3

Nachtrag

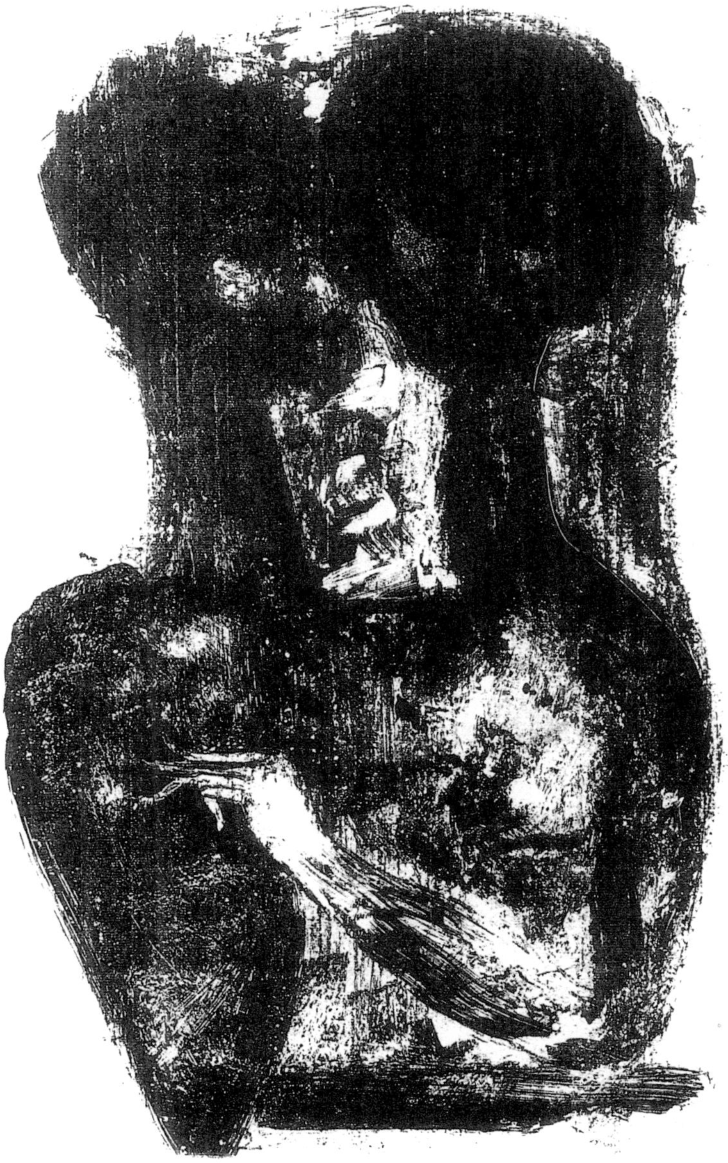

473

Katalog

377 Apfelblüten
Radierung, 1996
22,9 x 35 auf 32 x 42 cm
Auflage 40, e.a. 3

378 Beveroe
Linolschnitt, 1996
15,3 x 21 auf 19 x 22,3 cm
Auflage 200, e.a. 15
14 Andrucke

379 Rosen (gelb/rot)
Radierung (Aquatinta und Kaltnadel), 1997
9 x 17 auf 14 x 20 xm
Auflage 180, e.a. 12
10 Proben

380 Frühjahr bei Steinbergkirche
Linolschnitt, 1996
17,2 x 24 auf 20 x 27,2 cm
Auflage 200, e.a. 18
10 Andrucke

380a Probe von einer Platte

381 Beveroe
Radierung (Kaltnadel), 1997
9,5 x 12,5 auf 16 x 17 cm
Auflage 80, e.a. 8
4 Andrucke

382 Garten mit Mohn, Frauenmantel, Storchschnabel, Iris und Rittersporn
Linolschnitt, 1997
50,5 x 42 auf 60 x 48 cm
Auflage 95, e.a. 14
13 Andrucke

383 Ostsee bei Kronsgaard
Radierung (Vernis Mou), 1997
15 x 21,5 auf 22 x 31 cm
Auflage 80, e.a. 14
15 Proben
Abb.: Probe mit weißer Übermalung

383a Probe von einer Platte

384 Australische Felsmalerei (Ayers Rock)
Radierung (Aquatinta), 1997
9,5 x 14,5 auf 13 x 21 cm
Auflage 80, e.a. 10
5 Proben

385 Rentier und Mensch (Norwegen, Alta)
Radierung (Aquatinta), 1997
9,5 x 15,5 auf 15 x 21,5 cm
Auflage 80, e.a. 14
3 Proben

385a Probe

386 Margeriten
Radierung (Aquatinta), 1998
42 x 47 auf 53 x 56 cm
Auflage 95, e.a. 18
18 Andrucke

386a Probe

386b 1. Probe in schwarz und mit einer Platte

387 Iris
Radierung (Aquatinta und Kaltnadel), 1998
9 x 9 auf 15 x 16 cm
Auflage 200, e.a. 20
18 Proben

387a Probe, ohne Kaltnadel

388 Rittersporn, Astilbe und Mohn
Radierung (Aquatinta), 1996
19 x 13 auf 24 x 17 cm
Auflage 200, e.a. 20
12 Proben
Abgebildet ist eine Probe
Vorzugsausgabe für „Klaus Fußmann auf Schloß Gottorf", 1997

389 Großziethen
Radierung (Kaltnadel), 1997
9,3 x 13,4 auf 16 x 18 cm
Auflage 80, e.a. 4
3 Proben

390 Osterglocke und Vergißmeinnicht
Radierung (Aquatinta), 1998
8,5 x 18 auf 17 x 23 cm
Auflage 180, e.a. 13
4 Proben

391 Narzissen, Osterglocken und Kaiserkrone
Linolschnitt, 1998
42 x 55,5 auf 50 x 61 cm
Auflage 95, e.a. 12
15 Andrucke

392 Dahlie
Radierung (Aquatinta), 1997
5,8 x 8,7 auf 14,5 x 15,5 cm
Auflage 200, e.a. 15
3 Proben

392a Probe, eine Platte

393 Raps bei Pinky
Linolschnitt, 1997
42,5 x 53,5 auf 48 x 58 cm
Auflage 95, e.a. 17
12 Andrucke

394 Alter Schnee bei Düstnishy
Radierung (Aquatinta und Kaltnadel), 1998
43 x 47 auf 49 x 55 cm
Auflage 40 e.a. 6
4 Andrucke

395 Mohn und Iris
Radierung (Aquatinta), 1997
16,5 x 22,5 auf 22,5 x 28 cm
Auflage 150, e.a. 18
14 Proben

396 Wackerballig
Radierung (Aquatinta und Kaltnadel), 1998
13 x 18,5 auf 19 x 24 cm
Auflage 80, e.a. 10
3 Proben

396a Gedruckt von einer Platte
Auflage 30, e.a. 2

397 Weizen vor Ostsee, Kronsgaard
Linolschnitt, 1997
42,5 x 55,5 auf 49 x 59,5 cm
Auflage 95, e.a. 14
12 Andrucke

398 Frühjahr mit Tulpen Narzissen, Goldlack, Vergißmeinnicht, Hyazinthen und Stiefmütterchen
Linolschnitt, 1998
53 x 42 auf 61 x 49 cm
Auflage 95, e.a. 18
8 Proben

399 Bucht, abends
Radierung (Kaltnadel), 1997
7 x 13 auf 13 x 18 cm
Auflage 180, e.a. 22
8 Proben

400 Iris und Mohn
Radierung (Aquatinta), 1997
22,5 x 19 auf 28,5 x 24 cm
Auflage 150, e.a. 22
8 Proben

400a Probe

401 Rose
Radierung (Aquatinta), 1998
6 x 10,5 auf 14,5 x 15 cm
Auflage 200, e.a. 23
4 Andrucke

401a Probe

402 Landschaft bei Goldhöft
Radierung (Strichätzung), 1977
14,5 x 9,5 auf 20,5 x 15,5 cm
Auflage 45, e.a. 8
3 Proben

403 Weizenfelder bei Nadelhöft
Linolschnitt, 1997
29 x 42 auf 32,5 x 47 cm
Auflage 60, e.a. 13
14 Andrucke

403a Andruck mit einer Platte

403b Andruck/Probe

404 Landschaft bei Rundhof
Radierung (Aquatinta und Kaltnadel), 1998
12 x 16 auf 19 x 23 cm
Auflage 70, e.a. 5
3 Proben

405 Garten mit Gladiolen und Sonnenblume
Linolschnitt, 1996
49 x 42,5 auf 59 x 50 cm
Auflage 70, e.a. 18
Andrucke 9

406 Blick auf Kappeln
Radierung (Strichätzung und Kaltnadel), 1998
9,5 x 14,5 auf 14,5 x 21 cm
Auflage 50, e.a. 10
8 Proben

407 Ostsee, abends
Linolschnitt, 1996
43 x 59 auf 50,5 x 64 cm
Auflage 80, e.a. 8

407a Druck mit einer Platte
Auflage 60, e.a. 6

408 Rudbeckia, Mohn und Hyazinthen
Radierung (Aquatinta), 1996
21 x 19 auf 28 x 24 cm
Auflage 200, e.a. 22
14 Proben

409 Mohn, Malve, Rittersporn
Radierung (Aquatinta), 1997
30 x 40 auf 38 x 48 cm
Auflage 95, e.a. 22
8 Andrucke

410 Mohn
Radierung (Aquatinta), 1998
19 x 22 auf 24,5 x 27,2 cm
Auflage 150, e.a. 28
12 Andrucke

410a Andruck Nr. 3

410b Andruck Nr. 8

411 Erice (Sizilien)
Radierung (Vernis Mou und Aquatinta), 1998
14,4 x 22 auf 18 x 24 cm
Auflage 100, e.a. 13
19 Andrucke

411a Probe der Vernis Mou Platte

411b Probe der Aquatinta Platte

412 Rom, Piazza Popolo
Radierung (Vernis Mou und Aquatinta), 1998
10 x 16 auf 13,5 x 21 cm
Auflage 200, e.a. 20
14 Proben

412a Probe der Vernis Mou

412b Probe Nr. 1 von 2 Platten

413 Syrakus (Sizilien)
Radierung (Vernis Mou und Aquatinta), 1998
10,5 x 15 auf 13,5 x 21 cm
Auflage 200, e.a. 19
8 Proben

413a Probe der Aquatinta

414 Blick auf den Vatikan vom Palatin
Radierung (Vernis Mou und Aquatinta), 1998
9 x 15,5 auf 13 x 21 cm
Auflage 200, e.a. 20
8 Proben

414a Probe der Vernis Mou

415 Dahlien
Radierung (Aquatinta und Kaltnadel), 1998
13,5 x 19 auf 20 x 23 cm
Auflage 80, e.a. 12
14 Proben

415a Druck der Aquatinta in braun

415b 7. Andruck

416 Iris
Radierung (Aquatinta), 1997
7 x 8 auf 15 x 17,5 cm
Auflage 200, e.a. 20
8 Proben

417 Echinacea purpurea
Radierung (Aquatinta und Kaltnadel), 1998
11 x 8 auf 14,5 x 15,5 cm
Auflage 200, e.a. 20
8 Proben

418 Mohn
Radierung (Aquatinta und Kaltnadel), 1997
6 x 11 auf 14,5 x 15,5 cm
Auflage 200, e.a. 28
14 Andrucke

419 Iris, Bienenfreund, Trollblume
Radierung (Aquatinta), 1997
17,5 x 9,5 auf 20 x 26,5 cm
Auflage 180, e.a. 28
14 Proben

420 Straße in Herzberg
Radierung (Kaltnadel), 1997
10,4 x 5,5 auf 12 x 16 cm
Auflage 60, e.a. 8
2 Proben

421 Raps bei Pommerby
Linolschnitt, 1998
42 x 55 auf 48,5 x 59,5 cm
Auflage 95, e.a. 18
10 Andrucke

422 Zwei Kornblumen
Radierung (Aquatinta und Kaltnadel), 1997
8 x 6 auf 14 x 15,5 cm
Auflage 200, e.a. 23
5 Proben

422a Probe

423 Straße bei Pommerby
Linolschnitt, 1997
42 x 52,5 auf 48 x 58,5 cm
Auflage 95, e.a. 17
8 Proben

424 Margeriten und Rudbeckia
Radierung (Aquatinta und Kaltnadel), 1998
38,5 x 47,5 auf 50,5 x 57 cm
Auflage 95, e.a. 22
12 Proben

424a Probe

425 Gelbe Tulpe
Radierung (Aquatinta), 1996
10 x 10,5 auf 15 x 15,5 cm
Auflage 200, e.a. 20
3 Proben

426 Zinnien
Radierung (Aquatinta), 1998
6,5 x 10 auf 14,5 x 15 cm
Auflage 200, e.a. 22
5 Proben

426a Probe 5

427 Vergißmeinnicht und Tulpen
Radierung (Aquatinta), 1999
11,5 x 16 auf 19 x 22 cm
Auflage 200, e.a. 12
14 Proben

427a Variante
Auflage 80, e.a. 12

428 Schneeglöckchen und Vergißmeinnicht
Radierung (Aquatinta und Kaltnadel), 1998
7,5 x 10 auf 14,5 x 15 cm
Auflage 200, e.a. 28
15 Proben

429 Anemonen
Radierung (Aquatinta und Kaltnadel), 1999
5,5 x 10,5 auf 14,5 x 15,5 cm
Auflage 200, e.a. 29
5 Proben

429a Probe/Variante

430 Rittersporn
Radierung (Aquatinta), 1998
42 x 48 auf 47,5 x 54 cm
Auflage 95, e.a. 22
14 Proben

431 Rittersporn und Mohn
Radierung (Aquatinta und Kaltnadel), 1998
7,2 x 11,5 auf 14,5 x 15 cm
Auflage 200, e.a. 28
8 Proben

431a Probe mit verwechselten Platten

432 Weizenfelder bei Goldhöft
Radierung (Aquatinta), 1998
39 x 47 auf 45,5 x 58 cm
Auflage 90, e.a. 10
14 Proben

432a Probe

433 Rittersporn
Radierung (Aquatinta), 1998
8,5 x 18 cm auf 15 x 23 cm
Auflage 200, e.a. 29
14 Proben

434 Osterglocken
Radierung (Aquatinta und Kaltnadel), 1998
6 x 10 auf 14,5 x 15 cm
Auflage 200, e.a. 20
8 Proben

435 Rosen
Radierung (Aquatinta und Schabkunst), 1996
6 x 10,5 auf 14,5 x 15 cm
Auflage 200, e.a. 18
8 Proben

435a Probe in braun-rot

436 Rittersporn
Radierung (Aquatinta und Kaltnadel), 1998
31 x 39,5 auf 40 x 48 cm
Auflage 200, e.a. 17
8 Proben

436a Probe

437 Raps bei Gelting
Linolschnitt, 1998
15 x 21 auf 21 x 26 cm
Auflage 200, e.a. 20
18 Proben

438 Frühjahr bei Bobeck
Linolschnitt, 1999
35,2 x 46,5 auf 42 x 51 cm
Auflage 95, e.a. 14
8 Proben

439 Rudbeckia und Margeriten
Linolschnitt, 1998
32 x 38 auf 39 x 48 cm
Auflage 120, e.a. 28
12 Proben

439a Probe mit Übermalung

440 Weizen vor Kastanien
Radierung (Aquatinta und Kaltnadel), 1999
14,5 x 13 auf 17 x 19 cm
Auflage 80, e.a. 9
6 Proben

440a Platte im Zustand der Aquatinta, schwarz-weiß

441 Nordschau
Linolschnitt, 1999
28 x 30 auf 33 x 38 cm
Auflage 60, e.a. 16
14 Proben

441a Probe mit Übermalungen

442 Margeriten
Linolschnitt, 1999
42 x 52,5 auf 50 x 57 cm
Auflage 95, e.a. 12
14 Andrucke

443 Tulpe und Vergißmeinnicht
Radierung (Aquatinta), 1999
15 x 19,8 auf 21 x 26 cm
Auflage 200, e.a. 20
8 Proben

443a Probe mit Übermalung

444 Beveroe
Lithografie, 2000
34,5 x 45 auf 46 x 57 cm
Auflage 60, e.a. 4
8 Proben

444a Mit zwei Farben gedruckt
Auflage 10

445 Kalendula
Radierung (Aquatinta und Kaltnadel), 1999
Auflage 80, e.a. 12
12 Proben

445a Probe in gelb

446 Der Garten im Frühjahr mit B.
Lithografie, 2000
52 x 42 auf 66 x 49 cm
Auflage 60, e.a. 4
3 Andrucke

447 Raps vor Ostsee bei Ohrfeldhaff
Linolschnitt, 1999
32,5 x 42,5 auf 39 x 47 cm
Auflage 95, e.a. 16
6 Proben

448 Vergißmeinnicht
Radierung (Aquatinta), 1998
6,5 x 11,2 auf 14,5 x 15 cm
Auflage 200, e.a. 12
4 Proben

448a Variante von einer Platte
Auflage 120, e.a. 5

449 Christstern und Rudbeckia
Linolschnitt, 1998
41,5 x 52 auf 48 x 57,5 cm
Auflage 95, e.a. 19
8 Proben

450 Vergißmeinnicht und Tulpen
Radierung (Aquatinta), 1998
36,5 x 37 auf 48 x 57 cm
Auflage 80, e.a. 18
7 Proben

451 Stilleben mit Bronzekopf
Radierung (Aquatinta und Kaltnadel), 1999
40 x 44 auf 48 x 50 cm
Auflage 80, e.a. 12
8 Proben

451a Andruck von einer Platte in braun
Auflage 20

452 Malven im Garten
Lithografie, 2000
53 x 42 auf 65 x 49,5 cm
Auflage 60, e.a. 12
5 Andrucke

453 Vergißmeinnicht und Mohn
Radierung (Aquatinta), 1998
30,5 x 37,5 auf 41 x 47 cm
Auflage 70, e.a. 18
16 Proben

453a Probe/Andruck Nr. 14

454 Rapsfeld bei Nadelhöft
Lithografie, 2000
36,5 x 47 auf 49 x 50,5 cm
Auflage 60, e.a. 8
6 Andrucke

455 Raps bei Bobeck
Linolschnitt, 1999
13 x 20 auf 18,5 x 24,5 cm
Auflage 200, e.a. 28
18 Proben

455a Andruck; Variante als Frühjahrslandschaft

456 Schneeglöckchen
Linolschnitt 1998
13 x 19 auf 19,5 x 24 cm
Auflage 200, e.a. 14
12 Proben

457 Stilleben mit Krügen, Lampe und Felberich
Radierung (Vernis Mou und Aquatinta), 1999
39,5 x 49 auf 51 x 59 cm
Auflage 120, e.a. 18
10 Andrucke

457a Andruck 3

458 Rosen
Radierung (Aquatinta und Kaltnadel), 1999
44,5 x 56 auf 53 x 64 cm
Auflage 120, e.a. 19
12 Andrucke

458a Andruck Nr. 10

459 Tulpe, Osterglocke Vergißmeinnicht
Radierung (Aquatinta), 2000
6 x 11 auf 14,5 x 15 cm
Auflage 200, e.a. 22
14 Proben

460 Chrysanthemen
Radierung (Aquatinta)
7,5 x 11 auf 14,5 x 15 cm
Auflage 200, e.a. 22
8 Proben

461 Vor dem Atelier in Düstnishy
Radierung (Aquatinta), 1999
44,5 x 39,5 auf 46 x 53 cm
Auflage 60, e.a. 12
4 Proben

461a Andruck in schwarz von der 1. Platte
Auflage 20

462 Tulpen
Lithografie, 2000
28 x 30 auf 35 x 36 cm
Auflage 50, e.a. 12
5 Andrucke

463 Raps bei Gelting
Lithografie, 2000
12,5 x 21 auf 16 x 26 cm
Auflage 60, e.a. 2
2 Andrucke

462/463 Druck mit zwei Motiven
Blattgröße 69 x 49 cm
Auflage 10

461/463a Druck mit zwei Motiven, 3 Farben
2 Proben

463a Andruck (Einzelblatt)

464 Abend vor Ostsee
Linolschnitt, 1999
42 x 52 auf 48 x 57 cm
Auflage 95, e.a. 18
12 Andrucke

464a 8 Andrucke in hellerem Blau

465 Garten mit Gladiolen und B.
Lithografie, 2000
52,5 x 42 auf 70 x 49 cm
Auflage 60, e.a. 6
12 Andrucke

466 Mohn und Fingerhut
Radierung (Aquatinta und Kaltnadel), 2000
37 x 49 auf 46 x 57,5 cm
Auflage 120, e.a. 22
16 Proben

466a Mohn und Fingerhut
Variante in rot-blau
Auflage 40, e.a. 10 6 Proben
Abb: 1. Probe

467 Iris und Hornkraut
Radierung (Aquatinta), 1999
42 x 47 auf 53 x 58 cm
Auflage 95, e.a. 13
14 Andrucke

467a Andruck Nr. 2

468 Lampionblumen
Radierung (Aquatinta und Kaltnadel), 1999
11,5 x 16,5 auf 15 x 20 cm
Auflage 200, e.a. 20
11 Proben

468a Andruck ohne Kaltnadel

469 Garten mit Gladiolen und B.
Linolschnitt, 2000
51,5 x 40 auf 59,5 x 48 cm
Auflage 95, e.a. 15
12 Andrucke

470 Raps bei Esgrus
Lithografie, 2000
37,5 x 48 auf 49 x 59,5 cm
Auflage 60, e.a. 6
5 Andrucke

471 Anemonen
Radierung (Aquatinta und Kaltnadel), 2000
9,4 x 15 auf 17 x 20 cm
Auflage 280, e.a. 27
12 Andrucke

472 Chrysantheme und Gladiole
Radierung (Aquatinta und Kaltnadel), 2000
11,5 x 16 auf 17 x 20 cm
Auflage 180, e.a. 15
19 Andrucke

473 Nachtrag
Paar
Lithografie, 1956
53 x 34 auf 78 x 51 cm

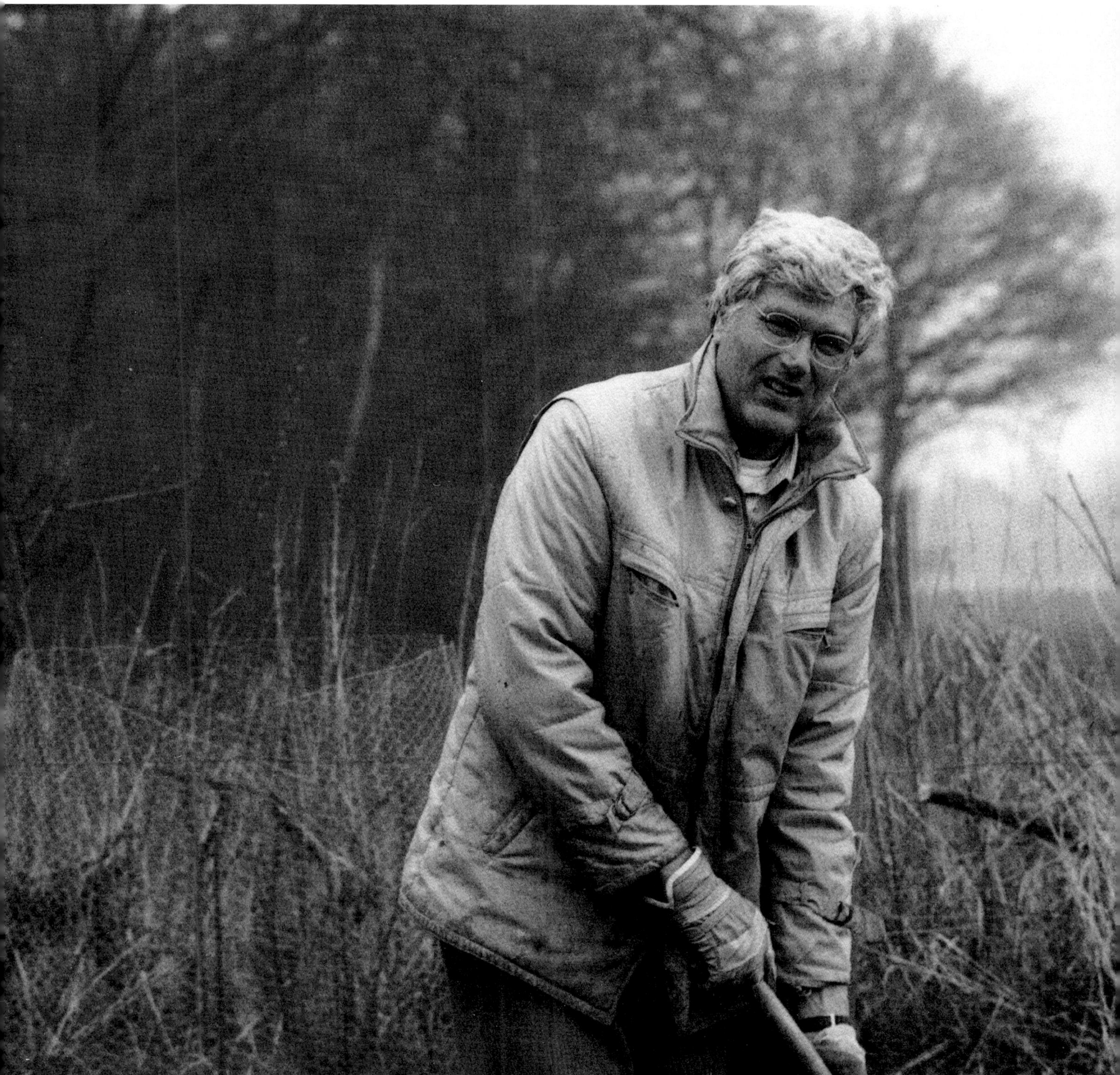

Klaus Fußmann in Düstnishy,
Frühjahr 1998

Abendhimmel über Goldhöft, →
1997

Bibliographie

1. Eigene Schriften(Auswahl)

1978 Essay über Maler und Modell. In: „Kunstmagazin", Nr. 4, S. 62/63

1979 „Alle Kunst ist Allegorie. Ein Maler schaut zurück: Pop-art zwanzig Jahre später". In: Frankfurter Allgemeine Zeitung, 20. August, S. 23

1981 Essay. In: Ausstellungskatalog, Island. 24 Aquarelle, Edition Josef Peerlings, Krefeld, 64 Seiten

1981 „Rauh und wüst, wie am Anfang der Welt" Impressionen aus Island. In: Frankfurter Allgemeine Zeitung, 12. September

1982 „Zu meiner Arbeit." In: Ausstellungskatalog, „Spiegelbilder", Kunstverein Hannover

1983 „Er verlor ein Paradies – und fand ein neues." Zur großen Pariser Manet-Ausstellung In: Frankfurter Rundschau, 18. Juni

1983 „Über die Mühen in unserer Ebene." In: Ausstellungskatalog, Albert Held, Berlin

1984 „America, Ancient Land" (Das alte Land Amerika). In: Ausstellungskatalog, „Fußmann Sees America. Klaus Fußmann, watercolors and drawings from his travels in California, Arizona, New Mexico and Utah". Lefebre Gallery, New York

1984 „Die Kunst, die sich selbst suchte." Moderne. In: Frankfurter Allgemeine Zeitung, 11. Februar

1984 „Von der Schwierigkeit, verstanden zu werden. Ein Spiegel der Erschütterungen des Jahrhunderts: Das Leben und das Werk Max Beckmanns" in: Frankfurter Rundschau, 17. März

1984 „Wir zehren von Schatten. Kunst und Mythos, oder die Grenzen des Verstehens von Malerei". In: Frankfurter Allgemeine Zeitung, 4. August

1984 „Die Welt im Kopf." In: Ausstellungskatalog, Matthias Sütfels. Galerie Hartwig, Berlin

1984 „Ich sehe aus dem Fenster und male das." In: Ausstellungskatalog „Bilder von unbekannten Laienkünstlern", S. 7ff, Berlin

1985 Beitrag in „Ende der Kunst – Zukunft der Kunst", S. 91, Deutscher Kunstverlag, München

1985 „Gegen den Strich" In: Ausstellungskatalog, H.J. Billib, Galerie Hartwig, Berlin

1986 „Die verschwundene Malerei". Essays zur zeitgenössischen Kunst, Corso, 136 Seiten Siedler Verlag, Berlin (2. Auflage 1988)

1986 „Das brennende Buch der Welt. Van Goghs Bestimmung der Wirklichkeit" in: der Frankfurter Allgemeine Zeitung, 15. März

1986 „The Color of Dirt. Lovis Corinth." In: „Artforum", New York, Mai

1986 „Der Gesang der Hecke." In: „Geltinger Skizzenbuch", Blumen aus dem Garten in Gelting. Skizzen aus den Jahren 1984–1986, 22 farbige Abb., 60 Seiten, Edition Josef Peerlings, Krefeld (2. Auflage 1992)

1986 „Über dem Land". Gedanken über Deutschland. In: Ausstellungskatalog „Skizzen aus Deutschland." 83 Aquarelle und Zeichnungen, 84 Seiten, Galerie Steinrötter, Münster

1987 „Malen gegen die Todesangst". Zu Lovis Corinth. In: „Pan", Nr. 3, München

1987 „Stadtansicht, Standpunkt Funkturm". Essay zu Berlin und Werner Heldt. 750 Jahre Berlin. Hrsg. von Eberhard Diepgen, Reg. Bürgermeister von Berlin

1987 „Über die Schwierigkeit ein Thema zu finden". Essay in Katalog Landesmuseum Schleswig-Holstein und ZDF, Mainz, 192 Seiten insgesamt, 153 Abb.

1988 „Rundgänge", 3 Essays in „Signatur", Nr. 9, 28 Seiten, 12 Abb., Verlag Rommerskirchen, Remagen

1988 „Annäherungen an einen Mythos", Essay im Katalog „Die Verführung der Europa", Kunstgewerbemuseum, Staatliche Museen Preußischer Kulturbesitz, Propyläen Verlag, Berlin

1988 „Die blaue Unendlichkeit", Text über Albrecht Altdorfers Gemälde „Donaulandschaft mit Schloß Wörth". In: „Zeitmagazin", 17. Juni

1988 „Eine Welt voll Farbe", illustrierter Essay über Indien. In: „Zeitmagazin", 5. Februar

1988 „Der holde Widerspruch", Text zum Buch „Gartenblumen", 176 Seiten, 88 Abb., Edition Josef Peerlings, Krefeld

1989 „Die Schuld der Moderne". In: Frankfurter Allgemeine Zeitung, 14. Oktober

1989 „Indien: Aus einem hellwachen Traum". 36 Zeichnungen und Aquarelle aus Indien, mit einem Text des Autors, 70 Seiten, Edition Josef Peerlings, Krefeld

1989 „Die Moderne haßt sich selbst." In: Die Zeit, 12. November

1989 „Rundgang 27.9.89", Essay in der Festschrift zum 60. Geburtstag von Heinz Spielmann

1989 „Auf der Suche nach Gesichtern", Vorwort zu: „Incontri disegnati". Gezeichnete Bewegung, von Dora von Steiger, Edizioni Studio Tesi, Padua

1990 „Verharrend in Altenburg. Eine leise, wirksame Kunst." Gedenkblatt für Gerhard Altenbourg. In: Frankfurter Allgemeine Zeitung, 3. Mai

1990 „Der elektrische Mann", zum 100. Todestag von Vincent van Gogh, in: Die Zeit, 27. Juli

1990 „Die Geste des Traumes", Text für Katalog Sebastian Heiner, Berlin

1991 „Bedenke, daß du tot warst", Erinnerungen an Berlin, 1960–1980.In: Die Zeit, 14. März

1991 „Lieber Fritz", Rede zur Ausstellung „Meckseper aus der Sammlung Großhaus", Stadtmuseum Braunschweig, 24 Februar

1991 „Die Schuld der Moderne", Essays über die Postmoderne, 106 Seiten, Corso, Siedler Verlag, Berlin

1991 „Landschaft im Norden", 48 Aquarelle und Pastelle aus Angeln, mit drei Essays des Autors, 64 Seiten, Edition Josef Peerlings, Krefeld

1991 „Von Raum und Zeit", Text zum Katalog Evelyn Bauer, Berlin

1992 „Sie malten und verschwanden von der Erde.".Die Beter von Baja-California." Essay über die altamerikanischen Höhlenmalereien der Sierra de San Francisco in Baja-California, Mexiko. In: Frankfurter Allgemeine Zeitung, 25.April

1992 „Der Wald". Essay für den 60. Geburtstag von Johannes Groß, in der Festschrift „Deutschland, ein Land in Europa", „Impulse", Mai

1992 „Quisnis". Drei Essays und achtzehn Kaltnadelradierungen zu einer kleinen Halbinsel,36 Seiten. Edition Josef Peerlings, Krefeld

1992 „Über die Schwierigkeit ein Thema zu finden". Essay im Ausstellungskatalog der Galerie Steinrötter, Münster, 42 Abb., 96 Seiten

1992 „Die Welt von unten" Beschreibung eines Bildes des Malers Maryan in: Der Tagesspiegel", Berlin

1992 „Quisnis", Essay über eine kleine Insel in Schleswig-Holstein, in: „Flensburger Tageblatt"

1992 „Vom Anschein der Dinge", über den Maler Georg Seifert, Text zur Ausstellung in der Galerie Peerlings, Krefeld

1993 „Du bekommst bestimmt eine Antwort", Versuch über Arno Schmidt. Henner Wachholtz Verlag, Hamburg

1993 „Der Garten am Nachmittag" in „Der Garten am Nachmittag", Buch über den Garten in Gelting, mit 184 Seiten und 85 Abb. Edition Josef Peerlings, Krefeld

1993 „10.Oktober, 1990, morgens" A.a.O., Edition Josef Peerlings, Krefeld

1994 „Strandleben am Styx. Der Maler und Zeichner Rudolf Schlichter", in: Frankfurter Allgemeine Zeitung, vom 6.8.

1994 „Kunst und Kulturpolitik in Berlin" Essay über Friedrich Schröder-Sonnenstern, in „Berlin – offene Stadt", Heft der Grundkreditbank Berlin

1994 „Aus vergangener Zeit“ In: Landschaft am Niederrhein und im Bergischen“, Edition Josef Peerlings, Krefeld
1995 „Die Auferstehung des Fleisches“ Essay über Michelangelos „Jüngstes Gericht“In: Frankfurter Allgemeine Zeitung, 15. April
1995 „Eine Landschaft wird gesehen“, Essay über Angeln und den Maler Hans-Joachim Billib. „Flensburger Tageblatt“, 3.10.95
1995 „Malen gegen die Zeit“, Essay zum deutschen Expressionismus Katalog „Die Maler der Brücke“, Sammlung Gerlinger, Schleswig-Holsteinisches Landesmuseum Schloß Gottorf
1995 Essay in „Metaphern der Flora“, ein Buch mit 83 Aquarellen, Pastellen und Ölskizzen von Klaus Fußmann, verlegt von Josef Peerlings, Krefeld und Kampen, Sylt.
1996 „Moden gibt es, keine Feindschaften“, Essay in „Die Welt“, 30.3.96
1996 „Wisch und weg: Kunst von heute gefällt sich als Müll“, „Die Welt“, 16. Okt.
1996 „Über Land und Leute“; in „Landschaften“ Katalog, Bundeskanzleramt, Bonn und: 1997 „Zeit Punkte“ (Die Zeit), Nr. 2/97
1996 „Über Landschaft“, „Der Tagesspiegel“, d. 24.11., Nr. 15 815
1997 „Die ewigen Jagdgründe der Kunst“; Essay „Frankfurter Allgemeine Zeitung“, 15.3. Auch im Ausstellungskatalog „Klaus Fußmann, Bilder aus der Slg. Großhaus“, Museum Schloß Hardenberg, Velbert-Neviges, 1998
1998 „Es tut sich was“; über Schleswig-Holstein, Aufsatz im „Flensburger Tageblatt“, 26.3.98
1998 „Eine Kunst kam aus Amerika. Abstrakte Expressionismus und die CIA“, Frankfurter Allgemeine Zeitung Nr. 158, 11.7.
1998 „Vom endgültigen Stillstand aller irdischen Dinge“, ein Aufsatz über G. Morandi, „Die Welt“, 3. 8.
1998 „Salut für Italien“, in „Reisen in Italien“, Edition Peerlings, 109 Abb. 132 Seiten
1999 „Kunst der DDR“ in „Erkundungen“ Protokolle der Freitagsgesellschaft herausgegeben von Helmut Schmidt, Verlag: DVA
1999 „Ende der Kunst“, „Die Welt“, Nr. 53, 31.Dez.
1999 „Zeichen und Rätsel. Katja Krouppa“, Ausstellungskatalog, Galerie Peerlings
1999 „Die stetige Suche“, zu Philipp Mager, Galerie am Savignyplatz, Berlin
1999 „Weniger wäre hier nicht mehr gewesen“, zu Thomas Kaemmerer, Katalog, Konrad-Adenauer-Stiftung, Wesseling
1999 „Die Vergangenheit ist nicht vorbei“, zu Almut Heise, Galerie Schlichtenmaier, Grafenau
2000 Katalog 169, „Archi Galentz, Malerei“, Galerie Taube, Berlin
2000 „Gärten und Landschaften“, 144 Seiten, 114 Abb. Mit einem Essay über „Die Arbeit der Gärtner“, Verlag Peerlings, Krefeld
2000 „Die Komik des Stillstandes“, Vorwort zu Michael Waitz. Katalog Kunstverein Rosenheim

2. Literatur über Fußmann (Auswahl)

1969 Börsch-Supan, Helmut: Fünfzehn Berliner Künstler. In: Ausstellungskatalog, Wanderausstellung Südostasien
1969 Sperlich, Martin, Ausstellungskatalog „Klaus Fußmann“, Galerie Schüler, Berlin
1969 Wiesler, Hermann, Ausstellungskatalog „Klaus Fußmann“, Galerie Schüler, Berlin
1969 Ulbrich, Klaus, Ausstellungskatalog „Klaus Fußmann“, Baukunst-Galerie, Köln
1969 Wiesler, Hermann, Ausstellungskatalog „Klaus Fußmann“, Baukunst-Galerie, Köln
1971 Haftmann, Werner, Ausstellungskatalog „Malerei, Objekte, Grafik“ (mit Arnulf Hoffmann und Hermann Waldenburg), Nationalgalerie Berlin 1971/72
1971 Ausstellungskatalog, 15 artisti tedeschi. XXVII Biennale Nazionale d'Arte, Città di Milano (mit einem Beitrag von Bernd Krimmel)
1971 Ausstellungskatalog „Klaus Fußmann. Ölbilder, Gouachen, Druckgrafik“. Baukunst-Galerie, Köln
1971 Olbricht, Klaus-Hartmut, „Ein modernes Memento mori“: Marginalien zu Bildern von Klaus Fußmann. In: „Die Kunst und das schöne Heim“, Nr. 5, S. 270/71
1972 „Klaus Fußmann. Ölbilder, Gouachen“, Galerie Gunzenhauser, München
1972 Ausstellungskatalog Nr. 18, „20 Berliner Realisten“, Salzburg
1972 Burmeister, Joachim, „Fußmann, Gudbub, Kaminski, Maier-Aichen“.
Katalog der Villa Romana, Florenz
1972 Klabebusch, Hans, „Bemerkungen zur Pleinairmalerei.“ In: „Die Kunst und das schöne Heim“, S. 533, Nr. 9
1973 Krimmel, Bernd, „Außenwelt – Innenwelt“: Ausstellungskatalog,. „Klaus Fußmann“, Kunsthalle Darmstadt
1974 Ausstellungskatalog, „Klaus Fußmann. Bilder, Gouachen, Grafik“, Galerie Kornfeld, Zürich
1974 Köhrmann, Gerd, Beitrag im Ausstellungskatalog, Baukunst-Galerie, Köln
1975 Ausstellungskatalog, Druckgrafik der Gegenwart 1960–1975, Kupferstichkabinett, Staatliche Museen Preußischer Kulturbesitz, Berlin, Kat. Nr. 247–255
1975 Ausstellungskatalog, „Realismus Realität“, Kunsthalle Darmstadt
1975 Köhrmann,Gerd, Beitrag: Ausstellungskatalog, „Klaus Fußmann. Ölbilder, Gouachen, Druckgrafik“, Baukunst-Galerie, Köln
1975 Chotjewitz, Peter O., Gedichte zu „Spuren“, 7 Lithos, Propyläen Verlag, Berlin
1975 Köhrmann, Gerd, „Klaus Fußmann und seine Bildthemen“. In: Ausstellungskatalog, „Klaus Fußmann.Ölbilder, Gouachen, Druckgrafik.“ Baukunst-Galerie, Köln
1976 Börsch-Supan, Helmut, „Ausblicke“. In: Ausstellungskatalog, Neuer Berliner Kunstverein, Berlin
1976 Chotjewitz, Peter O., „Die Gegenstände der Gedankenstille“, in: „Requium für ein Haus mit Bewohnern.“ Mit Originalgrafiken von Klaus Fußmann, Eremiten-Presse, Düsseldorf
1976 Clair, Jean,“Nouvelle Subjectivité“. In: Ausstellungskatalog, Paris
1976 Haftmann, Werner, „Freunde danken Werner Haftmann“, in Ausstellungskatalog, Nationalgalerie Berlin
1976 Haftmann, Werner, „Auf Taubenfüßen“, Text in „Bilder“, 228 Seiten, 79 Abb., Propyläen Verlag, Berlin (2. Auflage 1991)
1976 Ausstellungskatalog, „Menschenleere Räume“ (mit Beiträgen von Gerd Köhrmann, Bernd Krimmel, Klaus Hartmut Olbricht und Hermann Wiesler), Badischer Kunstverein, Karlsruhe
1977 Geitel, Klaus, „Back Bilder. Die nicht brotlose Kunst.“ In: Ausstellungskatalog, Kunstverein Hannover
1977 „Klaus Fußmann: Einladung zur Meditation.“ In: „Journal“, Nr. 88
1977 Sello, Gottfried, „Fußmann, Landschaft und Interieur, ein Affront gegen den Zeitgeist.“ Aus „Dreimal Berlin“ in „Zeitmagazin“, Nr. 49/1977
1978 Duister, Franz, „Het Persoonlijke Gebied von Klaus Fußmann“. In: Kunst Beeld, Nr. 3/1978, S. 12–13, Amsterdam
1978 Kaps, Andreas, „Clever bis sensibel. Klaus Fußmann bei Schüler.“ In: Tip, Nr. 25/1978, S. 44, Berlin
1978 Sager, Peter, „Zum kotzen ähnlich“. In: „Zeitmagazin“, Nr. 1/1978, S. 12ff.
1978 Tegenbosch, Lambert, „De meester van de vest“. In: Mededelingen, Nov. 1978, Nr. 2

1979 „Kunst in Berlin von 1960 bis heute." Ausstellungskatalog, Berlinische Galerie, Berlin, S. 62f.
1979 „Klaus Fußmann und seine Schüler", Ausstellungskatalog, Klinikum Steglitz der Freien Universität Berlin
1979 Estrada, Sigrid, „Ein Monat in Berlin." Fotofolge aus dem Atelier, Mainz
1980 „Klaus Fußmann", Ausstellungskatalog, Suermondt-Ludwig-Museum, Aachen
1980 Arnim, Gabriele von, „Gekippter Tisch", aus „Blick auf malende Poeten." In: „Art", Nr. 8/1980, S. 65
1980 Filter, Ulrike, „Ein Schimmer von Hoffnung". In: Ullsteins „Gourmet", Nr. 5/1980
1980 Gall, Wilhelm, „Klaus Fußmann". In: Ausstellungskatalog, Landesgirokasse Stuttgart
1980 Hahne, Heinrich, „Klaus Fußmann". In: „Das Kunstwerk", Nr. 6/1980, S. 87
1980 Kinkel, Hans, „Die Höhle des Löwen. Künstler im Atelier. Von Cézanne zu Fußmann". In: „Weltkunst", Nr. 5/1980
1980 „Die Formen and Farben des Malers Klaus Fußmann: Ein Rheinländer in Berlin. Ein Künstler, der die direkte Konfrontation braucht." In: „Esprit", Nr 10/1980. S. 50–52
1981 „Druckgrafik, Wandlung eines Mediums seit 1945", Ausstellungskatalog, Kupferstichkabinett, Staatliche Museen Preußischer Kulturbesitz, Berlin
1981 Krimmel, Bernd, „Nature within and without". In: „Klaus Fußmann", Ausstellungskatalog, Lefebre Gallery, New York
1981 Maur, Karin von, „Vulkane und Ödland – Klaus Fußmanns Island-Aquarelle". In: Frankfurter Allgemeine Zeitung, 21. November
1981 Olbricht, Klaus-Hartmut, „Das Leben der Dinge in den Studien von Klaus Fußmann". München
1982 Wietek,Gerhard (Hrsg.), Schleswig-Holsteinisches Landesmuseum Schloß Gottorf, Berichte 1981, Schleswig
1982 Ausstellungskatalog, „Ansichten, Strukturen, Horizonte. Landschaften deutscher Künstler". Eine Ausstellung des Germanischen Nationalmuseums Nürnberg im Bundeskanzleramt, Bonn, Kat. Nr. 19
1982 „Deutsche Radierer der Gegenwart", Austellungskatalog, Kunsthalle Darmstadt
1982 Ausstellungskatalog, „Kunst aus dem Besitz der Stadt Darmstadt", S. 252/53, Mathildenhöhe, Darmstadt 1981/82
1982 „Klaus Fußmann. Gemälde, Gouachen, Aquarelle, Zeichnungen", Ausstellungskatalog (bearb. von Bernd Krimmel), 96 Seiten, insgesamt 124 Abb., Mathildenhöhe, Darmstadt
1982 Fest, Joachim, „Klaus Fußmann". A.a.O., Darmstadt
1982 Krimmel, Bernd, „Klaus Fußmann oder Über die Grenzen der Malerei". A.a.O., Darmstadt
1982 Krimmel, Elisabeth, „Zu Reisebildern von Klaus Fußmann". A.a.O., Darmstadt
1982 „Gemaltes Nichts aus Island". In: „VIF", Nr. 2/1982
1982 Tegenbosch, Lambert, „Zelfpartret". In: Mededelingen, Jan. 1982, Aflevering 10, Holland
1982 Tegenbosch, Lambert, „Het avantgardisme von een conservatif", in Mededelingen, Juni 1982, Aflevering 14, Holland
1982 Thomas, Rainer, Vorwort zu: „Blumen". 26 Aquarelle (mit Gedichten von Rückert, Rilke,Hille, Benn), 94 Seiten. Galerie Thomas, München
1983 Fest, Joachim, Beitrag in Ausstellungskatalog, Lefebre Gallery, New York
1983 Frank, Peter, „Die Aquarelle von Klaus Fußmann". In: Ausstellungskatalog, Kunstverein Mannheim
1983 Gross, Johannes, „Klaus Fußmann and the American West", in: Austellungskatalog „Fussmann sees America". Watercolors and drawings from his travels in California, Arizona, New Mexico and Utah". 74 Seiten, 92 Abb. Lefebre Gallery, New York
1984 „Experten diskutieren in ART: Mußte die Avantgarde scheitern?" In: „art", Nr. 7/1984, S. 74.
1984 Sager, Peter, „Reichlich Wasser für ein Aquarell". In: „Zeitmagazin", Nr. 7, 10. Feb. 1984, S. 34–51
1984 Sperlich, Hans Günter. In: „Blüten und Blumen", mit einem Vorwort von R. Welters. 60 Seiten, 22 Abb. Edition Merck, Darmstadt
1984 Sperlich, Martin, „Dialog der Bilder". In: Ausstellungskatalog, Klaus Fußmann, „Schindung des Marsyas", 14 Seiten, 6 Abb., Raab Galerie, Berlin
1984 Wiegenstein, Roland, „Risse", im Werkverzeichnis der Grafik aus den Jahren 1957–1984, 148 Seiten, 136 Abb., Timm Gierig, Frankfurt
1984 Will, Cornelia, „Gregor F. vor Landschaft". In: Ausstellungskatalog, „Klaus Fußmann und Schüler", Schloß Hardenberg, Neviges
1985 Baker, Kenneth, Beitrag im Ausstellungskatalog Lefebre Gallery, New York
1985 Shannon, Joe, „Representations Abroad", Ausstellungskatalog, S. 86-94, Hirshhorn Museum and Sculpture Garden, Washington D.C.
1985 „Graphische Meisterwerke des 20. Jahrhunderts aus dem Schleswig-Holsteinischen Landesmuseum", Ausstellungskatalog, Schleswig-Holsteinisches Landesmuseum Schloß Gottorf, Schleswig 1985/86
1986 „Bildhauer und Maler am Steinplatz 1945–1986", Ausstellungskatalog, Staatliche Kunsthalle Berlin
1986 „Fußmann at Lefebre 1976–1986", Ausstellungskatalog, Lefebre Gallery, New York
1986 „Skizzen aus Deutschland", 83 Aquarelle und Zeichnungen von Klaus Fußmann, bearb. von Claus Steinrötter, Galerie Steinrötter, Münster.
1986 Kämpf, Margret, „Sauerland", A.a.O., Münster
1986 Kunert, Günter, „Eine Reise durch die Zeit", A.a.O., Münster
1986 Wiesler, Hermann, „Die Buchauer Landschaftsbilder", A.a.O., Münster
1986 Steinrötter, Claus, „Landschaft die ich meine", A.a.O., Münster
1986 Baur, Eva-Gesine, „Atelierbesuch bei Klaus Fußmann. In: „Pan", Nr.6/1986, S. 82–85
1986 Sauré, Wolfgang, „Klaus Fußmanns Blumenbilder: Ein Pessimist entdeckt die Farbe", in: „Die Kunst", Nr. 7/8, 1986, S. 534-541
1986 Wietek, Gerhard (Hrsg.), Schleswig-Holsteinisches Landesmuseum Schloß Gottorf. Berichte 1984–1985, Schleswig
1986 „Klaus Fußmann, Bilder, Aquarelle, Lithographien, Radierungen", Ausstellungskatalog, (bearb. von Andreas Brylka), 84 Seiten, 67 Abb., Galerie Zwang, Hamburg
1986 Buderath, Bernhard, „Das Beobachtungssyndrom", A.a.O., Hamburg
1987 Liermann, Jürgen, „Zeichnungen eines Malers". In: „Klaus Fußmann. Zeichnungen 1968–1986", Ausstellungskatalog, 32 Seiten, 41 Abb., Galerie Schüler, Berlin
1987 Spielmann, Heinz, „Wiedergewonnene Malerei. Das Werk von Klaus Fußmann". In: „Kunst & Antiquitäten", H. 4/1987
1987 „Klaus Fußmann: Gemälde, Aquarelle, Zeichnungen und Druckgrafik". Ausstellungskatalog des Landesmuseums Schleswig-Holstein Schloß Gottorf und des ZDF, Mainz. Mit Beiträgen von Dietrich Bieber, Klaus Fußmann, Werner Haftmann, Günter Kunert, Christian Rathke, Heinz Spielmann, 192 Seiten, 153 Abb. insgesamt.
1987 Bieber, Dietrich, „Die Schindung des Marsyas – ein alter Mythos neu gedeutet", A.a.O., Schleswig
1987 Haftmann, Werner, „Augenblicke des Staunens", A.a.O., Schleswig
1987 Kunert, Günter, „Klaus Fußmann, der Romantiker", A.a.O., Schleswig
1987 Rathke, Christian, „Das Motiv des Spiegels in Gemälden und Grafik von Klaus Fußmann", A.a.O., Schleswig
1987 Spielmann, Heinz, „Anstöße zur Malerei", A.a.O., Schleswig

1987 Haftmann, Werner, Text zum Katalog „Travels in Tuscany“, Ausstellungskatalog, 18 Aquarelle aus Italien, 24 Seiten, Achim Moeller Fine Arts, Ltd., New York.

1987 Stolte, Dieter, „Klaus Fußmann“, Text zur Ausstellung im ZDF, Mainz

1988 Baker, Kenneth, „An Artist to Collect“. In: „Connoisseur“, New York, März

1988 Spielmann, Heinz, „Zu den Interpretationen“, im Katalog zu „Die Landschaft Theodor Storms – Heute“, Wanderausstellung des Landesmuseums Schleswig-Holstein

1989 Schulz, Paul Otto,“Vom Malen mit der Natur“. In: „Ambiente“, 10.10.89

1989 Achilles, Wolf, „Der Künstler und das kalkulierte Gefühl“, in: Flensburger Tagesblatt, 23.12.89

1990 Ausstellungskatalog der Galerie Ludorff, Düsseldorf, 22 Abb.

1991 Schmidt, Werner, Vorwort zum Katalog, „Klaus Fußmann Graphik“, Kupferstichkabinett Dresden, 8 Abb., 20 Seiten

1991 Flemming, Hanns Theodor, „Der lautlose Dialog zwischen Innen und Außen“. In: „Die Welt“, 8.8.91

1991 „Die Malerei ist tot – es lebe die Malerei“, Fußmann im Gespräch mit Paul Otto Schulz. In: „Pan“, Sept. 1991

1991 Spielmann, Heinz, „Ambivalenzen: Klaus Fußmanns Räume und Landschaft“. In: „Innen und Außen“, Ausstellungskatalog B.A.T., Hamburg

1991 Lietzow, Godehard, „Neue Arbeiten“, Text zur Ausstellung in der Galerie Lietzow, Berlin

1992 Steinrötter, Claus, Vorwort zum Katalog „Klaus Fußmann. Bilder, Aquarelle, Lithographien, Radierungen“, 96 Seiten, 42 Abb., Galerie Steinrötter, Münster

1992 Beckel, Albrecht, Beitrag, A.a.O., Galerie Steinrötter, Münster

1992 Spielmann, Heinz, „Klaus Fußmanns neue Grafik“,Werkverzeichnis der Druckgrafik von 1985–1991. Ausstellungskatalog des Landesmuseums Schleswig-Holstein Kloster Cismar. 132 Seiten, 107 Abb., Edition Josef Peerlings, Krefeld

1992 Spielmann, Heinz, „Von einem, der nach Nolde kam“, „Stadtmagazin“, „Hamburger Abendblatt“, April

1992 Lempilius, Uwe, „Landschaften aus Angeln“, Katalog der Ausstellung der Stadt Kappeln (mit Johannes Bauersachs und Hans-Joachim Billib).

1992 „Ansichten“, Katalog der Kunsthalle Bremen mit Beiträgen von: Siegfried Salzmann, „Zu Klaus Fußmanns Sinngebung in der Malerei, Eckhard Nordhofen, „Zwei Blicke mindestens: Fußmanns antithetisches Rapsfeld; Paul Otto Schulz, „Hella K. als Gehende“, Andreas Kreul, „Kleines Wörterbuch zu K.F.“, 156 Abb. 212 S.

1992 Kunert, Günter, „Der schleswig-holsteinische Ikarus“ in „Flensburger Tageblatt“

1992 Spielmann, Heinz, „Klaus Fußmanns Druckgrafik“ in „Kultur Journal“ Nr. 8

1992 Müller-Mehlis,Reinhard, Vorwort im Ausstellungs-Katalog, Kunstverein Hohenaschau

1992 Inter Indien 1, Zwei Aquatinta-Radierungen von Klaus Fußmann, in „Daidalos“, Nr. 46 15.12.92

1992 Müller-Mehlis, Reinhard, In: Ich wollte leicht sein in diesem Leben“, in „Der Garten am Nachmittag“, ein Buch über den Garten in Gelting. 184 Seiten, 85 Abb. Edition Josef Peerlings, Krefeld

1994 „Gärten und Landschaften“ Ausstellungskatalog der Galerie Ludorff, Düsseldorf, 65 Seiten, 59 Abb.

1994 „Landschaft am Niederrhein und im Bergischen“ mit einem Beitrag von Günther Stallmann, 144 Seiten, 98 Abb., Edition Josef Peerlings, Krefeld

1995 „Klaus Fußmann auf Schloß Gottorf“; Bestandskatalog mit Beiträgen von Heinz Spielmann, Klaus Fußmann, Christian Rathke, Thomas Gädeke; Schleswig-Holsteinisches Landesmuseum Schloß Gottorf

1996 „Landschaften der 16 deutschen Bundesländer“; Katalog der Ausstellung im Bundeskanzleramt mit einem Vorwort von Helmut Kohl und einem Essay von Berthold Roland; Beiträge von Günter Kunert, K. Fußmann, Hermann Wiesler. Verlag Peerlings

1996 „Grafik III“ mit Essay von Heinz Spielmann. Werkverzeichnis Druckgrafik 1992-1996, Kloster Cismar, Verlag Peerlings

1997 „Gemalte Inventur des Vaterlandes“, von Paul Otto Schulz, in „Architectural Digest“, Okt./Nov.

1997 „Klaus Fußmann auf Schloß Gottorf“, Bestandskatalog des Schleswig-Holsteinischen Landesmuseums, mit Texten von Heinz Spielmann, Klaus Fußmann, Christian Rathke und Thomas Gädeke.

1998 Ausstellungskatalog „Klaus Fußmann, Bilder aus der Slg. Großhaus“ im Museum Schloß Hardenberg, Velbert-Neviges, mit Vorwort von Cornelia Will

1998 Katalog zur 13. SAP Kunstausstellung „Klaus Fußmann, Landschaften und Gärten“, mit einem Vorwort von Hasso Plattner und einem Text von Berthold Roland

1999 Ausstellungskatalog „Fußmann, Das kleine Format“, Vorwort: Claus Steinrötter, Essay von Heinz Spielmann, Galerie Steinrötter, Münster

2000 „Gärten und Landschaften“, 144 Seiten, 114 Abb. Mit einem Essay von Klaus Fußmann und Gedichten von Günter Kunert, Sarah Kirsch, Robert Gernhardt Verlag Peerlings, Krefeld

Auf der Birk, 1999 →

Ostsee bei Falshöft, 1994 → →
Fotos: K. Fußmann
B. Fußmann

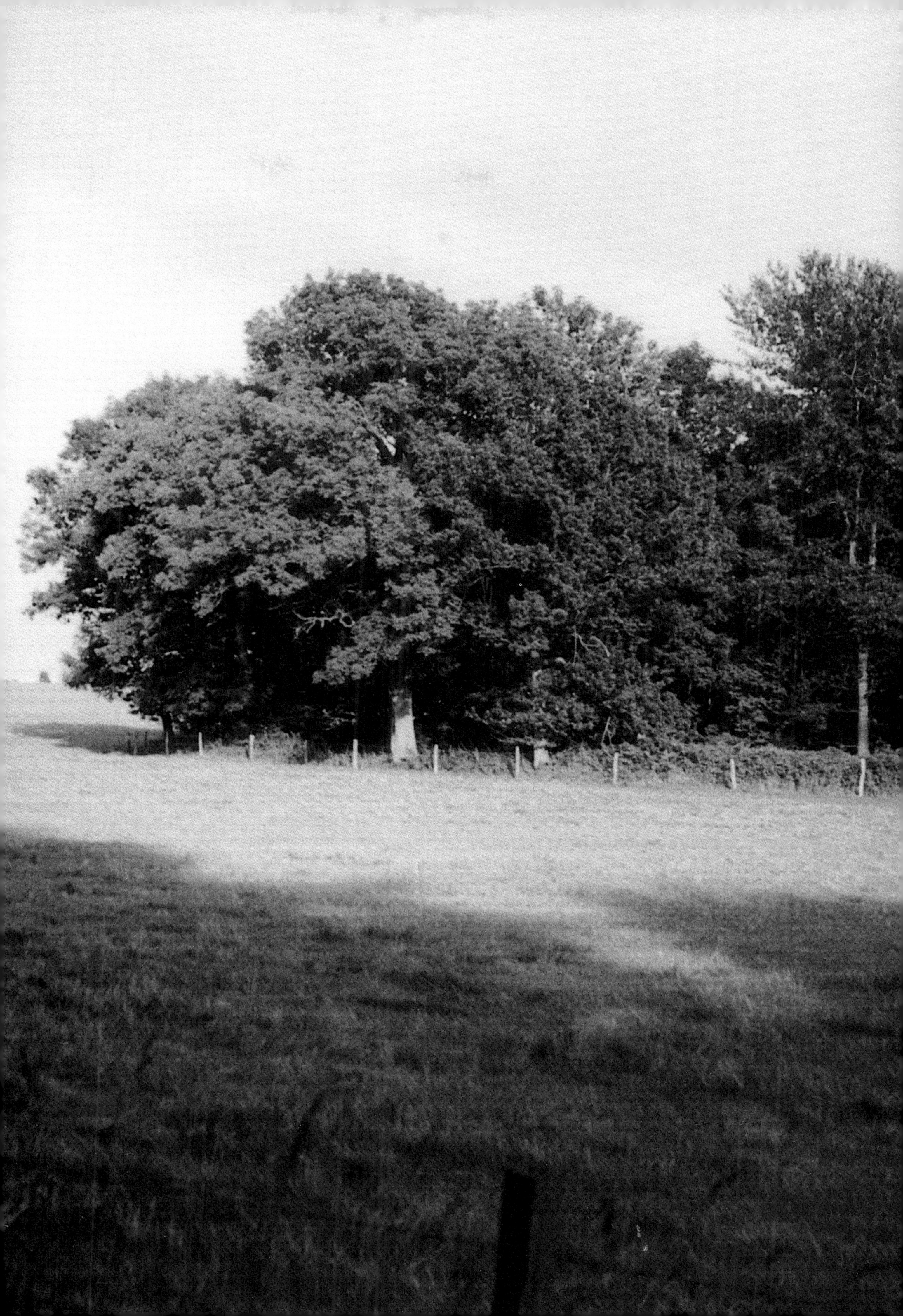